## 「分析化学実技シリーズ」編集委員会

| | | |
|---|---|---|
| 編集委員長 | 原口紘炁 | 名古屋大学名誉教授・理学博士 |
| 編集委員 | 石田英之 | 大阪大学特任教授・工学博士 |
| | 大谷 肇 | 名古屋工業大学教授・工学博士 |
| | 鈴木孝治 | 慶應義塾大学教授・工学博士 |
| | 関 宏子 | 千葉大学分析センター准教授・薬学博士 |
| | 渡會 仁 | 大阪大学名誉教授・理学博士 |

(50音順)

# 分析化学実技シリーズ
## 刊行のことば

　このたび「分析化学実技シリーズ」を（社）日本分析化学会編として刊行することを企画した．本シリーズは，機器分析編と応用分析編によって構成される全23巻の出版を予定している．その内容に関する編集方針は，機器分析編では個別の機器分析法についての基礎・原理・装置・分析操作・実施例に関する体系的な記述，そして応用分析編では幅広い分析対象ないしは分析試料についての総合的解析手法および実験データに関する平易な解説である．機器分析法を中心とする分析化学は現代社会において重要な役割を担っているが，一方産業界においては分析技術者の育成と分析技術の伝承・普及活動が課題となっている．そこで本シリーズでは，「わかりやすい」，「役に立つ」，「おもしろい」を編集方針として，次世代分析化学研究者・技術者の育成の一助とするとともに，他分野の研究者・技術者にも利用され，また講義や講習会のテキストとしても使用できる内容の書籍として出版することを目標にした．このような編集方針に基づく今回の出版事業の目的は，21世紀になって科学および社会における「分析化学」の役割と責任が益々大きくなりつつある現状を踏まえて，分析化学の基礎および応用にかかわる研究者・技術者集団である（社）日本分析化学会として，さらなる学問の振興，分析技術の開発，分析技術の継承を推進することである．

　分析化学は物質に関する化学情報を得る基礎技術として発展してきた．すなわち，物質とその成分の定性分析・定量分析によって得られた物質の化学情報の蓄積として体系化された分析化学は，化学教育の基礎として重要であるために，分析化学実験とともに物質を取り扱う基本技術として大学低学年で最初に教えられることが多い．しかし，最近では多種・多様な分析機器が開発され，いわゆる「機器分析法」に基礎をおく機器分析化学ないしは計測化学が学問と

して体系化されつつある．その結果，機器分析法は理・工・農・薬・医に関連する理工系全分野の研究・技術開発の基盤技術，産業界における研究・製品・技術開発のツール，さらには製品の品質管理・安全保証の検査法として重要な役割を果たすようになっている．また，社会生活の安心・安全にかかわる環境・健康・食品などの研究，管理，検査においても，貴重な化学情報を提供する手段として大きな貢献をしている．さらには，グローバル経済の発展によって，資源，製品の商取引でも世界標準での品質保証が求められ，分析法の国際標準化が進みつつある．このように機器分析法および分析技術は科学・産業・生活・経済などあらゆる分野に浸透し，今後もその重要性は益々大きくなると考えられる．我が国では科学技術創造立国をめざす科学技術基本計画のもとに，経済の発展を支える「ものづくり」がナノテクノロジーを中心に進められている．この科学技術開発においても，その発展を支える先端的基盤技術開発が必要であるとして，現在，先端計測分析技術・機器開発事業が国家プロジェクトとして推進されている．

　本シリーズの各巻が，多くの読者を得て，日常の研究・教育・技術開発の役に立ち，さらには我が国の科学技術イノベーションにも貢献できることを願っている．

「分析化学実技シリーズ」編集委員会

# まえがき

　生活スタイルの欧米化に伴い，食事内容は穀類中心型から動物性食品嗜好型へと移行しています．また，核家族化や女性の社会進出により，加工食品，冷凍食品等の半加工品，調理済み食品の利用が増加しており，外食回数も増えています．さらに，産業構造の変化と豊かな経済力を背景にカロリーベースで60％以上の食糧を海外に依存しています．

　一方，食品の健康に及ぼす影響や食品による健康危害に関する関心は益々高くなっています．食品の健康影響に対する評価等に関して迅速かつ的確に対応することが益々望まれるものと考えられます．

　私達は食品を媒体として生命を維持するに必要な必須栄養成分を摂取しています．しかし，ヒトの健康に危害を及ぼすような化学物質も体内に取り込んでいます．食品の安全性を確保することは，ライフサイエンスとして重要であり，この目的のためには，食品の信頼性の高い品質評価が必要です．その根幹をなすのは食品中の化学物質の分析です．信頼性のある分析結果をもって食品経由の摂取量調査，食品衛生上の行政処置が可能になります．「食品分析」は食品衛生を支える基盤科学の一つです．

　一般に，化学物質の媒体中での存在濃度レベルが微量であればあるほど，分析値及び分析施設間のバラツキは大きくなります．食品中に含まれる社会的に関心の高い化学物質に関わるデータは一人歩きして社会を混乱させます．

　食品分析の特徴は他の分析と比べて，測定対象となる試料の種類が多いこと，母集団を代表する試料採取の難しさ，測定対象成分の濃度範囲が広いこと，共存成分の影響などが考えられ，分析化学的にみても難易度の高い分析です．

　食品の品質を評価するに不可欠な分析技術は，日進月歩で発展し続けています．しかし，最新分析技術を過信することなく，食の安全性確保のためには分

析化学者による科学的なアプローチに基づく信頼性あるデータの構築と得られたデータの解析，公表等に加えて，研究者個人の的確な判断力と行動力が必要です．「食の安全・安心確保」に果たす食品分析の役割は大きいと言えます．

また，「食品分析」は食品衛生行政上からも一般の分析法とは異なる視点からその手法を評価すべきです．社会的に緊急を要する場合に，ともかく実用的な試験法を限られた時間内で開発する必要があります．その際に考慮すべき要素は，精度（信頼性）が操作性（日常分析法），感度よりも優先されます．すなわち検出限界あるいは定量限界が若干不満であっても，その検出限界で得られた数値は少なくとも高い信頼度で保証できると言う「分析精度」が最優先されます．多数の検体を処理しなければならないことを考慮すれば，簡単迅速に測定できるという，優れた「操作性」が要求されます．「感度」に関しては残留基準などが設定されている場合には，その範囲をカバーできる感度があれば，評価することができます．

我々の身の回りの物質や現象について，その成因，実態や影響をより的確に知るための方法を編み出す科学として「レギュラトリーサイエンス」が注目されています．その成果を使ってそれぞれの有効性（メリット）と安全性（デメリット）を予測・評価するには計測化学が必要で，「食品分析」はまさにこの「レギュラトリーサイエンス」を担うと期待されます．

本書は公的試験研究機関で食品衛生に関わった3人が教壇に身をおく立場で執筆しました．食品分析に関わる方々のみならず，若い方の参考書として活用されれば幸いです．

最後に，本書を執筆する機会をくださった原口紘炁先生をはじめとする諸先生方，査読のうえ，貴重なご助言をいただいた関　宏子先生，渡會　仁先生に感謝申し上げます．

また，本書の企画と編集に並々ならぬ熱意と労力を注がれた共立出版株式会社の酒井氏に敬意と感謝の意を表します．

2013年4月

中澤裕之，堀江正一，井部明広

# 目次

刊行のことば　*i*
まえがき　*iii*

## Chapter 0　はじめに　*1*

## Chapter 1　試料採取と分析法の妥当性　*3*

1.1　試料採取（サンプリング）　*4*
 1.1.1　輸入食品のサンプリング法　*5*
 1.1.2　カビ毒アフラトキシンのサンプリング　*9*
 1.1.3　試料の均一化　*9*
 1.1.4　Codex 委員会におけるサンプリング法　*9*
1.2　分析方法の妥当性　*11*
 1.2.1　食品中に残留する農薬等に関する試験法の妥当性評価ガイドライン　*12*
 1.2.2　食品中の金属に関する試験法の妥当性評価ガイドライン　*15*

## Chapter 2　食品成分　*17*

2.1　タンパク質　*18*
 2.1.1　全窒素定量法（マクロ改良ケルダール法）　*18*
 2.1.2　サリチル酸添加―マクロ改良ケルダール法　*18*
 2.1.3　アミノ酸組成による方法　*19*
2.2　脂質　*21*

        2.2.1　ジエチルエーテル抽出法（ソックスレー抽出法）　21

        2.2.2　酸分解法　23

        2.2.3　クロロホルム–メタノール混液抽出法　25

    2.3　炭水化物　26

        2.3.1　「差し引き法」による糖質の求め方　26

        2.3.2　アンスロン–硫酸法（全糖）による糖量の分析　26

    2.4　食物繊維　28

        2.4.1　酵素–重量法：プロスキー変法（1）　28

    2.5　ビタミン類　31

        2.5.1　ビタミンA（レチノール）　31

        2.5.2　ビタミン$B_1$（チアミン）　32

        2.5.3　ビタミンC（アスコルビン酸）　32

        2.5.4　ビタミンE（トコフェロール）　32

        2.5.5　ナイアシン（ニコチン酸，ニコチン酸アミド）　37

    2.6　ミネラル（無機質）　38

        2.6.1　乾式灰化法　38

        2.6.2　湿式灰化法　38

        2.6.3　フレーム原子吸光光度法による各元素の分析（リンを除く）　38

        2.6.4　吸光光度法によるリンの分析　39

# Chapter 3　食品中の危害化学物質　41

    3.1　環境汚染物質　42

        3.1.1　水銀（メチル水銀）　43

        3.1.2　カドミウム　45

        3.1.3　ヒ素　47

        3.1.4　PCB　48

        3.1.5　ダイオキシン類　50

        3.1.6　有機スズ化合物　53

    3.2　残留農薬　55

3.2.1　農薬の残留規制とその変遷　*55*

3.2.2　残留分析法（一斉試験法）　*57*

3.2.3　個別試験法　*61*

3.3　動物用医薬品・飼料添加物　*64*

3.3.1　微生物学的試験法　*65*

3.3.2　理化学的試験法　*66*

3.3.3　一斉試験法　*67*

3.3.4　LC-MS(/MS)による分析の留意点　*68*

3.4　自然毒（動物性自然毒，植物性自然毒，カビ毒）　*70*

3.4.1　動物性自然毒　*70*

3.4.2　植物性自然毒　*73*

3.4.3　カビ毒　*76*

3.5　腐敗，変敗，調理時の誘起有害成分　*81*

3.5.1　不揮発性アミン類　*81*

3.5.2　アクリルアミド　*82*

3.5.3　ベンゾ(a)ピレン　*83*

3.6　新開発食品　*85*

3.6.1　食物アレルギー　*85*

3.6.2　遺伝子組換え食品　*86*

3.6.3　健康食品　*87*

3.6.4　植物エストロゲン　*88*

3.7　器具・容器包装関連化学物質（ビスフェノールA，フタル酸エステル類など）　*90*

3.7.1　ビスフェノールA（bisphenol A）　*90*

3.7.2　フタル酸エステル類（phthalates）　*91*

3.7.3　スチレンダイマー・トリマー　*93*

3.7.4　アルキルフェノール（ノニルフェノール・オクチルフェノール）　*94*

3.8　食品中の放射性物質　*95*

3.8.1　放射能，放射線と放射性物質　*96*

3.8.2　放射性ヨウ素，放射性セシウム　97
　　3.8.3　外部被曝と内部被曝　98
　　3.8.4　放射性物質の検査法　100
　　3.8.5　照射食品（食品に対する放射線照射）　103

# Chapter 4　食品添加物　105

　4.1　食品添加物分析の必要性　106
　4.2　保存料　107
　　4.2.1　水蒸気蒸留法による分析　107
　4.3　着色料　110
　　4.3.1　酸性タール色素の分析　110
　4.4　漂白剤　113
　　4.4.1　通気蒸留法による亜硫酸塩の分析　113
　4.5　酸化防止剤　116
　　4.5.1　高速液体クロマトグラフィーによる酸化防止剤の分析　116
　4.6　甘味料　118
　　4.6.1　高速液体クロマトグラフィーによるサッカリン，アセスルファムカリウムの同時分析　118
　4.7　発色剤　121
　　4.7.1　ジアゾ化による吸光光度法分析　121

おわりに　123
参考書　124
索　引　125

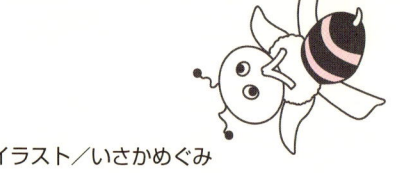

イラスト／いさかめぐみ

# Chapter 0
# はじめに

　消費者が食品を選択する際に科学的知見に基づいた客観的な情報提供が重要である．ヒトの生命維持に欠かすことのできない食品が具備すべき基本的条件は，その安全性が確保され，保証されているかである．食品分析の意義は，食品の安全性を保証することが第一義である．

　近年，人々の安全・安心に対する関心は高いが，それに応えるのには「食品分析」が果たす役割は大きい．

### ■ 食品分析の特徴

　「食品分析」の特徴は試料である食品が環境試料や臨床試料に比べて，種類が多いこと，母集団を代表する試料採取の難しさ，測定対象物質の濃度範囲が広いこと，共存成分の影響など分析化学的にみても難易度の高い分析と言えよう．最も困難で分析結果に影響を及ぼす点は，食品という複雑なマトリックスから目的物質の抽出，クリーンアップなどの試料調製操作である．

　また，食品中の残留微量危害化学物質を測定する場合，超高感度・高精度かつ効率の高い分析法が要求される．この目的を満足させるにはガスクロマトグラフィー／質量分析法や高速液体クロマトグラフィー／質量分析法のような分離分析法と同定能力の高い質量分析法を結合させたハイブリッドな分析方法に頼らざるをえない．

### ■ 食品分析の重要性

　微量危害化学物質に対する究極の探求目標の一つは，ヒトへの健康影響を解析することにある．食品関連化学物質のリスク評価には「毒性評価」とともに摂取媒体である食品を通じて，「ヒトがどれだけ当該化学物質を取り込んでいるのか？」すなわち，暴露量（摂取量）を把握することが要求される．暴露量

（摂取量）を求めるには各食品中の当該化学物質の存在量を正確に測定する必要がある．

社会的関心の高い，残留農薬，動物用医薬品，食品添加物，内分泌かく乱化学物質等の場合，信頼性あるデータで議論が展開されなければ，信頼性の保証されていない数値が安易に取り扱われてデータだけが一人歩きし，社会を混乱に陥れる．食品分析が食品衛生を支える基盤科学の一つとされるゆえんである．分析値の妥当性を検証するには分析法バリデーション，内部および外部精度管理を実施して分析値の信頼性を確保することが大切である．

試料の採取，保存，分析操作過程でのコンタミネーションの軽減など「食品分析」を通して学ぶ事項は分析化学的にも多い．さらに社会情勢を反映する「食品分析」は包含される新たな問題に対して常に対処することが要求される．

本稿では「基礎編」として，試料採取と前処理およびデータ処理と品質保証を紹介し，個別の分析は

① 「食品成分」
② 「食品中の危害化学物質」

に区分けして，代表的な分析法をまとめた．「食品成分」では，タンパク質，脂質，炭水化物，ビタミン，ミネラル（無機質）などを取り上げた．また，「食品中の危害化学物質」としてはPCB，ダイオキシン，メチル水銀等のような環境汚染物質，農薬，動物用医薬品のような食料生産補助物質や食品添加物に加えて自然毒，腐敗，変敗，調理時の誘起有害成分であるヒスタミン，腐敗アミン類等の分析法を紹介する．さらに遺伝子組換え食品，健康食品，アレルギー食品や器具・容器包装関連化学物質にも触れる．

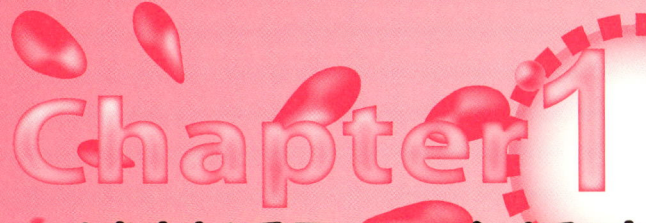

# Chapter 1
## 試料採取と分析法の妥当性

食品分析において，信頼性の高い結果を得るためには，①試料採取（サンプリング）が適切であること，および，②分析方法の妥当性が保証されていることは欠かすことのできない要素である．

## 1.1 試料採取（サンプリング）

食品に含まれている種々の食品成分や食品添加物，有害化学物質を分析するにあたって，最も重要なことの一つとして試料採取（サンプリング）が挙げられる．分析のために採取した試料が，その食品を代表したものであることが重要となる（図1.1）．

サンプリングとは，物質，素材または製品の一部を，全体（母集団）の代表的試料として検査や測定に供するための方法，手順であり，サンプリングの目的は，母集団を代表する検体を採取することである．「代表する」とは，偏りがないと言う意味であり，同じようなサンプリングを行って同様のサンプルが得られることである．

農産物，畜産物等の生鮮食品は，生産される場所や時期，使われる肥料や飼料により成分が異なってくる．また，加工品では，生産ロット，すなわち生産

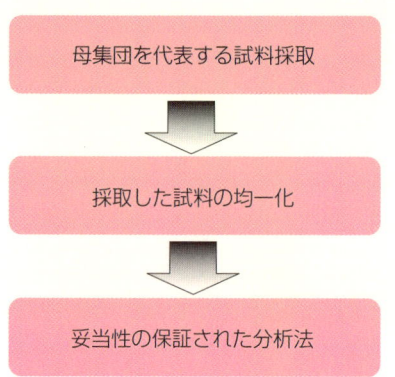

図1.1 信頼性の高い分析結果を得るための要素

Chapter 1　試料採取と分析法の妥当性

に用いられる原材料や生産日時により品質が異なってくる．したがって，信頼性の高い分析法により得られた結果であっても，サンプリング方法により検査結果が異なることが出てくる．すなわち，食品分析では，個々のサンプルの分析が正確であっても，サンプリングを適切に行わなければ，母集団の実態を反映した分析結果とはならない．科学的に信頼できる分析結果を得るには，適切なサンプリングが極めて重要となる．適切なサンプリングにより，母集団を代表する試料を採取した後に，それらを混合し，均一な試料とした後に，その一部（通常の食品検査では 5～20 g）を分析に供することとなる．

### 1.1.1
### 輸入食品のサンプリング法

　輸入食品のモニタリング検査において，**表 1.1～1.3**（平成 24 年度輸入食品等モニタリング計画中の別表 4～6）に示すように，検体の採取については「法第 28 条に基づき収去し，別表第 4 から第 6（表 1.1～1.3）により，ロットを代表するものとなるよう無作為に抽出した検査対象から検体を採取する．なお，検体の採取にあたっては，試験品取扱標準作業書に基づき実施し，採取方法，採取した貨物の形態および表示事項について詳細に記録する」としている．なお，サンプリングにおける留意事項として次のことも重要事項として挙げている．

**(1) 検査対象の抽出**

　モニタリング検査は，輸入届出に対し無作為に抽出を行い，届出重量が少量のものに偏ることや，輸入者の申出等により省略することのないよう配慮する．

**(2) ばら積み貨物からの検体採取**

　穀類，豆類等のばら積み貨物については，輸入者に対し，貨物の搬入前に届出を行うよう指導する等，あらかじめ十分な時間的余裕をもって輸入状況を把握する．また，検査対象とする貨物の採取が可能な時間，場所，同一ホールドの貨物の動向等について情報を入手したうえ，速やかに採取計画を策定し，輸入者に通知する．

表1.1　検体採取法

| 検査項目 | | 包装形態 | ロットの大きさ(N) | 検体採取のための開梱数(n) | 検体採取量(kg) | 検体数 |
|---|---|---|---|---|---|---|
| 放射性物質 | | 特定せず | ≦50 | 3 | 1 | 1 |
| | | | 51～150 | 5 | 1 | 1 |
| | | | 151～500 | 8 | 1 | 1 |
| | | | 501～3,200 | 13 | 1 | 1 |
| | | | 3,201～35,000 | 20 | 1 | 1 |
| | | | ≧35,001 | 30 | 1 | 1 |
| 添加物 | ①均一に分布するもの | 特定せず | ≧1 | 1 | 0.3 | 1 |
| | ②不均一に分布するもの | 特定せず | ≦50 | 2 | 0.3 | 1 |
| | | | 51～500 | 3 | 0.3 | 1 |
| | | | 501～3,200 | 5 | 0.3 | 1 |
| | | | ≧3,201 | 8 | 0.3 | 1 |
| 農薬 | ①乾燥野菜, 乾燥果実, 茶 | 特定せず | ≦50 | 3 | 0.3 | 1 |
| | | | 51～150 | 5 | 0.3 | 1 |
| | | | 151～500 | 8 | 0.3 | 1 |
| | | | 501～3,200 | 13 | 0.3 | 1 |
| | | | 3,201～35,000 | 20 | 0.3 | 1 |
| | | | ≧35,001 | 32 | 0.3 | 1 |
| | ②キャベツ及びハクサイ | 特定せず | 特定せず | 4 | 4個をそれぞれ4等分し, 各々から1個分を集めたもの | 1 |
| | ③加工食品 | 特定せず | ≦150 | 3 | 1 | 1 |
| | | | 151～1,200 | 5 | 1 | 1 |
| | | | ≧1,201 | 8 | 1 | 1 |
| | ④ ①, ②及び③を除く | 特定せず | ≦50 | 3 | 1 | 1 |
| | | | 51～150 | 5 | 1 | 1 |
| | | | 151～500 | 8 | 1 | 1 |
| | | | 501～3,200 | 13 | 1 | 1 |
| | | | 3,201～35,000 | 20 | 1 | 1 |
| | | | ≧35,001 | 32 | 1 | 1 |

※穀類, 豆類等のばら積み貨物の検体採取については, 次のとおりとする.
ア) サイロ又ははしけ (以下「サイロ等」という.) 搬入時の検体採取
　サイロ等に搬入する際に任意の1サイロ等を1ロットとして, ロット全体を代表する検体となるようオートサンプラー等を用いて検体採取を行うものとし, 適正な時間間隔をもって15回, 計10 kg以上を採取したものを縮分して1検体 (1 kg以上) とする.
イ) はしけにおける検体採取
　任意の1はしけ内の上部, 中部, 下部の計15か所から計10 kg以上を採取したものを縮分して1検体 (1 kg以上) とする.
ウ) コンテナにおける検体採取
　任意の1コンテナ内の上部, 中部, 下部の計15か所から計10 kg以上を採取したものを縮分して1検体 (1 kg以上) とする.
【出典】厚生労働省:「平成24年度輸入食品モニタリング計画」別表第4より一部抜粋.

Chapter 1 試料採取と分析法の妥当性

### 表 1.2　検体採取法

| 検査項目 | | 包装形態 | ロットの大きさ (N) | 検体採取のための開梱数(n) | 検体採取量 (kg) | 検体数 |
|---|---|---|---|---|---|---|
| アフラトキシン (食品 1 粒重量が 0.1 g 以下のもの) | ①袋詰めで内容量が概ね 20 kg 以上のもの | 袋 | ≦280 | 32 | 1 | 1 |
| | | | 281〜500 | 50 | 1 | 1 |
| | | | 501〜1,200 | 80 | 1 | 1 |
| | | | 1,201〜3,200 | 130 (65 x 2) | 2 (1 x 2) | 2 |
| | | | ≧3,201 | 210 (70 x 3) | 3 (1 x 3) | 3 |
| | ②缶入り又はカートン入りで内容量が 4.5 kg 以上のもの | 缶 又は カートン | ≦50 | 2 | 1 | 1 |
| | | | 51〜500 | 4 (2 x 2) | 2 (0.5 x 2) x 3 | 2 |
| | | | ≧501 | 6 (2 x 3) | 3 (0.5 x 2) x 3 | 3 |
| | ③ ①及び②以外のもの | 小型容器包装 | ≦50 | 2 (2 x 1) | 1 サンプルの最少採取単位は 150 g とし，150 g 未満のものにあっては必要量を集めて 1 サンプルとする | 1 |
| | | | 51〜500 | 3 (3 x 1) | | 1 |
| | | | 501〜3,200 | 6 (3 x 2) | | 2 |
| | | | ≧3,201 | 9 (3 x 3) | | 3 |
| アフラトキシン (食品 1 粒重量が 0.1 g を超えるもの) | ①袋詰めで内容量が概ね 20 kg 以上のもの | 袋 | ≦280 | 32 | 5 | 1 |
| | | | 281〜500 | 50 | 5 | 1 |
| | | | 501〜1,200 | 80 | 5 | 1 |
| | | | 1,201〜3,200 | 130 (65 x 2) | 10 (5 x 2) | 2 |
| | | | ≧3,201 | 210 (70 x 3) | 15 (5 x 3) | 3 |
| | ②缶入り又はカートン入りで内容量が 4.5 kg 以上のもの | 缶 又は カートン | ≦50 | 2 | 5 | 1 |
| | | | 51〜500 | 4 (2 x 2) | 10 (2.5 x 2) x 2 | 2 |
| | | | ≧501 | 6 (2 x 3) | 15 (2.5 x 3) x 3 | 3 |
| | ③ ①及び②以外のもの | 小型容器包装 | ≦50 | 2 (2 x 1) | 1 サンプルの最少採取単位は 150 g とし，150 g 未満のものにあっては必要量を集めて 1 サンプルとする | 1 |
| | | | 51〜500 | 3 (3 x 1) | | 1 |
| | | | 501〜3,200 | 6 (3 x 2) | | 2 |
| | | | ≧3,201 | 9 (3 x 3) | | 3 |

※1：麦類，とうもろこし及び大豆等のばら積み貨物の検体採取については，次のとおりとする．（食品 1 粒重量が 0.1 g 以下のものは 1 kg，0.1 g を超えるものは 5 kg とする．）．
ア）サイロ又ははしけ（以下「サイロ等」という．）搬入時の検体採取
　サイロ等に搬入する際に任意の 1 サイロ等を 1 ロットとして，ロット全体を代表する検体となるようオートサンプラー等を用いて検体採取を行うものとし，適正な時間的間隔をもって 15 回，計 10 kg 以上を採取したものを縮分して 1 検体（1 kg 又は 5 kg 以上）とする．
イ）はしけにおける検体採取
　任意の 1 はしけ内の上部，中部，下部の計 15 か所から計 10 kg 以上を採取したものを縮分して 1 検体（1 kg 又は 5 kg 以上）とする．
ウ）コンテナにおける検体採取
　任意の 1 コンテナ内の上部，中部，下部の計 15 か所から計 10 kg 以上を採取したものを縮分して 1 検体（1 kg 又は 5 kg 以上）とする．
※2：粉末状食品の検体採取については，アフラトキシン（食品 1 粒重量が 0.1 g 以下のもの）を適用する．
【出典】厚生労働省：「平成 24 年度輸入食品モニタリング計画」別表第 5.

**表 1.3** 検体採取法

| ロットの大きさ | 検体採取のための開梱数（n） | 検体採取量（kg） | 検体数 |
|---|---|---|---|
| ≦15 | 2 | 1 | 1 |
| 16～25 | 3 | 1 | 1 |
| 26～90 | 5 | 1 | 1 |
| 91～150 | 8 | 1 | 1 |
| 151～280 | 13 | 1 | 1 |
| 281～500 | 20 | 1 | 1 |
| 501～1,200 | 32 | 1 | 1 |
| 1,201～3,200 | 50 | 1 | 1 |
| 3,201～10,000 | 80 | 1 | 1 |
| 10,001～35,000 | 125 | 1 | 1 |
| 35,001～150,000 | 200 | 1 | 1 |
| 150,001～500,000 | 315 | 1 | 1 |
| ≧500,001 | 500 | 1 | 1 |

※ばら積み貨物の検体採取については，次のとおりとする．
ア）サイロ又ははしけ（以下「サイロ等」という．）搬入時の検体採取
　サイロ等に搬入する際に任意の1サイロ等を1ロットとして，ロット全体を代表する検体となるようオートサンプラー等を用いて検体採取を行うものとし，適正な時間的間隔をもって15回，計10 kg以上を採取したものを縮分して1検体（1 kg以上）とする．
イ）はしけにおける検体採取
　任意の1はしけ内の上部，中部，下部の計15か所から計10 kg以上を採取したものを縮分して1検体（1 kg以上）とする．
ウ）コンテナにおける検体採取
　任意の1コンテナ内の上部，中部，下部の計15か所から計10 kg以上を採取したものを縮分して1検体（1 kg以上）とする．
【出典】厚生労働省：「平成24年度輸入食品モニタリング計画」別表第6.

### (3) 加工食品（簡易な加工を除く）の残留農薬検査

ア．採取検体のうち，半量を均一に粉砕して製品での検査に供し，残り半量は未粉砕の状態で保管しておく．

イ．検査の結果，残留農薬を検出した場合にあっては，その検出原因を確認し，原材料の残留基準値，配合割合及び製造加工方法等を考慮のうえ，規格基準への適合性を判断する．

ウ．製品からの検出原因が不明な場合又は製品での検査が実施困難な場合にあっては，物理的に分離可能な原材料ごとに個別に検査を実施する．

## 1.1.2
### カビ毒アフラトキシンのサンプリング

　食品中に含まれる化学物質の分析操作は，サンプリング，抽出，精製，濃縮，測定と分けられる．適正な分析結果を得るためには，いずれの操作も重要であるが，カビ毒の分析では特にサンプリングが重要となる．アフラトキシン（AF）を含め，カビ毒汚染は同一のロット内でも不均一に分布することが多く，検査試料のサンプリングによっては得られる分析値が大きく変動する．このことから，厚生労働省は平成23年3月に「検体採取量について，食品1粒重量が0.1g以下のものについては1kg，0.1gを超えるものについては5kgを適用すること」（表1.2）とする新たなサンプリング法を通知している．

## 1.1.3
### 試料の均一化

　食品検査においては，分析対象食品の性状が固体，液体，脂溶性，親水性等と大きく異なり，また，部位により含まれる成分の濃度も大きく異なる場合がある．したがって，適切なサンプリングにより，母集団を代表する試料採取を行った後，採取した試料を均一化してその一部を分析に供することとなる．実際には，粉砕，磨砕，混合等により試料を均一化する．残留農薬試験法では，**表1.4**に示す方法により，試料を均一化している．

## 1.1.4
### Codex委員会におけるサンプリング法

　国際食品規格を決めているCodex委員会（FAO/WHO合同食品規格委員会）では，科学的に信頼できるデータを得る一環として，サンプリングについても一般的ガイドライン（General Guidelines on Sampling（CAC/GL 50-2004））を示している．この中で求められていることは統計学的に適切なサンプリングを実施することである．サンプリング法が満たすべき条件として，次のような点が示されている．

　① サンプルの代表を確保する．もし，コンサインメント（一時に引き渡される荷物の集まり）がいくつかのロットから成り立つ場合には，サンプ

表 1.4　試料採取（食品に残留する農薬，飼料添加物又は動物用医薬品の成分である物質の試験法）

(1) 穀類，豆類及び種実類の場合は，検体を 425μm の標準網ふるいを通るように粉砕する．
(2) 果実，野菜及びハーブの場合は，検体約 1 kg を精密に量り，必要に応じて適量の水を量って加え，細切均一化する．
(3) 茶及びホップの場合は，検体を 425μm の標準網ふるいを通るように粉砕し，抹茶以外の茶の場合は均一化する．
(4) スパイスの場合は，その形状に応じて，種実類又は果実の場合に準ずる．
(5) 筋肉の場合は，可能な限り脂肪層を除き，細切均一化する．
(6) 脂肪の場合は，可能な限り筋肉層を除き，細切均一化する．
(7) 肝臓，腎臓及びその他の食用部分の場合は，細切均一化する．
(8) 乳及びはちみつの場合は，よく混合して均一化する．
(9) 魚類の場合は，可食部を細切均一化する．
(10) 貝類の場合は，殻を除去し，細切均一化する．
(11) 甲殻類の場合は，小型のものは全部位を，大型のものは外側の殻を除去し，細切均一化する．
(12) 卵の場合は，殻を除去し，卵白と卵黄を合わせてよく混合し均一化する．

ルは個別のロットの代表として集められなければならない．
② サンプルはランダムに採取されなければならない．実行に際しては乱数表を用いる．
③ サンプルを構成するそれぞれの要素のロットやコンサインメントから取り出す数や量は，統計学的手法を用いて適切に行うこと．
④ 収集，扱いおよび記録の手順を定めること．

## 1.2 分析方法の妥当性

　適切なサンプリングの実行と併せて，妥当性が確認された分析法により試験を実施することは，信頼性の高い結果を得るために欠かすことのできない要素である．分析法の妥当性確認とは，試験に用いる分析法が意図した目的に合っていることを科学的に立証し，判定の誤りの確率が，基準で取り決めた許容範囲内であることを確認することを言う．分析法の妥当性を評価する代表的なパラメーターとして次のものが挙げられる．

① 真度（回収率）
② 精度（併行精度，室内精度，室間精度）
③ 感度（検出限界，定量限界）
④ 選択性（特異性）
⑤ 直線性
⑥ 操作性，頑健性（堅牢性）

　現在，我が国において，分析法の妥当性を確認するための明確な性能基準値（目標値）が示されているのは残留農薬などの分析法に関するガイドライン，「食品中に残留する農薬等に関する試験法の妥当性評価ガイドラインについて」と，金属類を対象とする分析法に関する「食品中の金属に関する試験法の妥当性評価ガイドライン」についてのみである（図 1.2）．
　平成 15 年 5 月に食品衛生法が昭和 22 年制定以来，実に五十数年ぶりに抜本的に改正された．本改正の大きな柱の一つとしてポジティブリスト制度があり，平成 18 年 5 月にポジティブリスト制度が施行された．ポジティブリスト制度の施行に伴い，すべての農薬，動物用医薬品が規制の対象となり，数多く

- 選択性（特異性）
- 真度（回収率）
- 精度（併行，室内および室間精度）
- 検出限界（定量限界）
- 直線性
- 操作性，頑健性（堅牢性）

⬇

食品中に残留する農薬等に関する試験法の
妥当性評価ガイドライン（H19.11.15），（H22.12.24改正）

食品中の金属に関する試験法の
妥当性評価ガイドライン（H20.9.26）

**図1.2** 分析法に求められる要件

の試験法が示されている．

　国から示された試験法以外でも「公定試験法（通知試験法および告示試験法）と同等以上の性能を有すると認められる試験法によっても試験することが可能」となった．この「同等以上の性能」を判断するガイドラインとして「食品中に残留する農薬等に関する試験法の妥当性評価ガイドラインについて」（平成19年11月15日，平成22年12月24日最終改正）が示されたわけである．なお，公定試験法に従って試験を行う場合においても，食品の多様性などにも配慮のうえ，当該試験法の妥当性を評価してから試験を実施することが義務化されている．

## 1.2.1
### 食品中に残留する農薬等に関する試験法の妥当性評価ガイドライン

**(1) ガイドラインの目的**

　食品中に残留する農薬等（農薬，飼料添加物および動物用医薬品）の濃度が，食品規格に適合していることの判定を目的とする試験法の妥当性を評価するものである．

## (2) 妥当性評価の方法

食品ごとに，試験対象である農薬などを含まないブランク試料に，試験対象の農薬などを添加した試料（添加試料）を，試験法に従って試験し，その結果から以下の性能パラメータを求め，それぞれの目標値などに適合していることを確認する．添加試料への農薬などの添加濃度は，原則として，対象食品中の対象農薬などの基準値とする．

なお，告示において「不検出」とされる場合は，施行通知に示された検出限界とする．また，一斉試験法の場合のように，試験対象である農薬などの基準値が異なるために基準値濃度の添加が困難な場合にあっては，「各農薬等の基準値に近い一定の濃度」および「一律基準濃度 0.01 ppm」の 2 濃度としてもよい．

## (3) 用語の定義

用語の定義は次のとおりとされた．

① 「選択性」とは，試料中に存在すると考えられる物質の存在下で，分析対象物を正確に測定する能力をいう．
② 「真度（回収率）」とは，実測値と真値との間の一致の程度のことをいう．ここでは，ブランク試料に一定量の標準品を添加して回収率を求めることにより，真度を評価する．
③ 「精度」とは，指定された条件下で繰り返された独立した試験結果間の一致の程度をいう．
④ 「併行精度」とは，同一と見なされる試料の測定において，同一の方法を用いて，同一の試験室で，同一の実施者が同一の装置を用いて，短時間のうちに独立した試験結果を得る条件（併行条件）による測定結果の精度をいう．
⑤ 「室内精度」とは，同一と見なされる試料の測定において，同一の方法を用い，同一の試験室で，独立した試験結果を得る条件（室内条件）による測定結果の精度をいう．
⑥ 「定量限界」とは，適切な精確さをもって定量できる試験対象化合物の

最低量または濃度をいう．本ガイドラインでは，原則として試験法通知に示された定量限界を用いている．

### (4) 選択性

ブランク試料を用いた際に，食品由来の測定妨害が無ければ選択性に問題はない．しかし，分析対象農薬と同じ保持時間にピークが現れた場合は，現れたピークが定量の妨害とならないことを判定することとなる．定量の妨害にならない指標は，基準値が定量限界に比べ十分に高い場合は基準値の1/10以下であれば，選択性に問題はないと判定される．一方，基準値と定量限界が近い場合は，定量限界の1/3以下を選択性の限度とした．定量限界の1/3であれば一般的にS/N比＝3程度となり，検出は可能となり，適切な判断ができると考える．

### (5) 真度（回収率）

真度（回収率）は，対象となる試料に農薬を添加して評価する．添加回収試験を5回以上行い，その回収率の平均値が濃度によらず70〜120%であれば，分析法として妥当と判断する．

### (6) 精度（併行精度，室内精度）

精度は，真度と同様に，添加回収試験を繰り返し，得られた結果の標準偏差および相対標準偏差から評価する．併行精度とは，短時間の間に同一条件下（同じ装置，同一測定者）で得られる繰り返し精度を言う．一方，室内精度とは，同一の試験室内において，試験日，測定者，機器などを変えて得られる繰り返し精度である．一般に，併行精度より室内精度のほうが大きくなる傾向にある．

選択性，真度（回収率）および精度（併行精度，室内精度）の評価基準（目標値）を**表 1.5〜1.6** に示す．

### (7) 定量限界

分析法の検出限界とは，その測定における不確かさより大きな測定値を与え

## 表 1.5　試験法の選択性（妨害ピークの許容範囲）

| 定量限界と基準値の関係 | 妨害ピークの許容範囲 |
| --- | --- |
| 定量限界≦基準値 1/3 | ＜基準値ピークの 1/10 |
| 定量限界＞基準値 1/3 | ＜基準値ピークの 1/3 |

## 表 1.6　各濃度における真度（回収率）および精度の目標値

| 濃度<br>(ppm) | 試行回数<br>(回) | 真度(回収率)<br>(%) | 併行精度<br>(RSD%) | 室内精度<br>(RSD%) |
| --- | --- | --- | --- | --- |
| ≦0.001 | 5 | 70−120 | 30＞ | 35＞ |
| 0.001＜〜≦0.01 | 5 | 70−120 | 25＞ | 30＞ |
| 0.01＜〜≦0.1 | 5 | 70−120 | 15＞ | 20＞ |
| 0.1＜ | 5 | 70−120 | 10＞ | 15＞ |

る量のことを言う．すなわち，試料中に存在する分析対象成分の検出が可能な最低量のことである．HPLC や GC を用いた方法では，クロマトグラム上ノイズレベルの 2〜3 倍を検出限界とすることが多い．一方，定量限界とは，必要とされる真度と精度を有して定量することが可能な濃度の最小量を言う．一般的にはクロマトグラム上ノイズレベルの 10 倍以上（S/N 比＞10）を定量限界としている．

「妥当性評価ガイドライン」は「通知試験法」との同等性評価をするためのものという観点からは，定量限界は通知試験法で示されているレベルの保証が原則となる．したがって，基準値の 1/10 以下を評価できる定量限界が求められている．

### 1.2.2
#### 食品中の金属に関する試験法の妥当性評価ガイドライン

本ガイドラインは平成 20 年 9 月 26 日に発出された．用語の定義，評価の方法などについては，おおむね「食品中に残留する農薬等に関する試験法の妥当性評価ガイドライン」と同様と言える．なお，真度と精度の目標値であるが，農薬，動物用医薬品などと測定対象濃度が異なる範囲であることから，**表 1.7**

**表 1.7**　各濃度における真度（回収率）及び精度の目標値

| 濃度<br>(ppm) | 試行回数<br>(回) | 真度(回収率)<br>(%) | 併行精度<br>(RSD%) | 室内精度<br>(RSD%) |
|---|---|---|---|---|
| 0.01<～≦0.1 | 5 | 80～120 | 15> | 20> |
| 0.1<～≦1 | 5 | 80～110 | 10> | 15> |
| 1<～≦10 | 5 | 80～110 | 10> | 15> |
| 10<～≦100 | 5 | 90～110 | 10> | 15> |
| 100< | 5 | 90～110 | 10> | 15> |

に示すとおり真度，精度とも異なっている．

# Chapter 2 食品成分

　食品成分の分析は我々が日常食べている食品の栄養価を知り，健康的な食生活を営むために実施されるもので，文部科学省が編纂している「日本食品標準成分表」に必要なデータを提供するものとして主に行われている．食品成分表に表されたデータは学校や病院などにおける給食管理や治療，栄養指導に使用される役割を担うばかりか，家庭，社会において，われわれの健康的な食生活を維持するうえで基礎となるものである．

　日本食品標準成分表に掲載されている項目は廃棄率，エネルギー，水分，タンパク質，脂質，炭水化物，灰分，無機質（ミネラル分），ビタミン，脂肪酸，コレステロール，食物繊維，食塩となっている．本書ではそのうち基礎的な栄養素であるタンパク質，脂質，炭水化物，無機質（ミネラル分），ビタミン，食物繊維について食品中の成分分析としての測定法について述べる[1,2]．

# 2.1 タンパク質

　食品中には多種のタンパクが含まれ，食品を構成している．食品中のすべてのタンパク質を正確に測定することはできないが，タンパク質量を知る方法として大きく次の2法が知られている．

## 2.1.1 全窒素定量法（マクロ改良ケルダール法）

　タンパク質が窒素原子をもつことから，食品中の窒素量を測定し，換算係数を乗じてタンパク質量を求める．ただしタンパク質以外の窒素化合物も含まれることから，その他の窒素を含む化合物を別途測定し，その値を差し引いて算出する．

　具体的にはマクロ改良ケルダール法によって食品を硫酸で加熱分解し，タンパク質が分解して得られた窒素をアンモニアとして定量し，この基準窒素量に窒素-タンパク質換算係数（表2.1）を乗じてタンパク質量を算出する．ただし，分析した食品がタンパク質以外の窒素化合物を含む場合，茶類およびコーヒーではカフェインを，ココア類およびチョコレート類ではカフェインおよびテオブロミンを，野菜類では硝酸根をそれぞれ定量し，これらの窒素量を差し引く．操作の概略を図2.1に示す．

## 2.1.2 サリチル酸添加—マクロ改良ケルダール法

　硝酸態窒素化合物を多く含む食品，すなわち野菜類や根菜類などにおいては前法では完全にアンモニア態に変換しないばかりか，タンパク質量算出の誤差となる．そこで，硝酸態窒素をサリチル酸によりニトロ化，さらに還元を行っ

### 表 2.1　窒素–タンパク質換算係数

| 食品群 | 食品名 | 換算係数 |
|---|---|---|
| 穀類 | アマランサス | 5.3 |
|  | エン麦 | 5.83 |
|  | 大麦 | 5.83 |
|  | 小麦 | 5.83 |
|  | 小麦粉 | 5.7 |
|  | ライ麦 | 5.83 |
|  | 米 | 5.95 |
| 豆類 | 大豆 | 5.71 |
| 種実類 | アーモンド | 5.18 |
|  | 落花生 | 5.46 |
|  | ナッツ，種実類 | 5.3 |
| 野菜類 | 大豆もやし | 5.71 |
| 魚介類 | フカヒレ | 5.55 |
| 肉類 | ゼラチン | 5.55 |
|  | 腱（うし） |  |
|  | 豚足 |  |
|  | 軟骨（豚，鶏） |  |
| 乳類 | 乳 | 6.38 |
|  | 乳製品 |  |
| 油脂類 | バター類 | 6.38 |
|  | マーガリン類 |  |
| 調味料 | 醤油類 | 6.71 |
|  | 味噌類 |  |
| 上記以外 |  | 6.25 |

てアミノ化した後，前法を行い求めた総窒素量から，別に求めた硝酸量を差し引いてタンパク質量とする．

## 2.1.3
### アミノ酸組成による方法

　タンパク質を酸あるいはアルカリで加水分解して得られる構成アミノ酸21

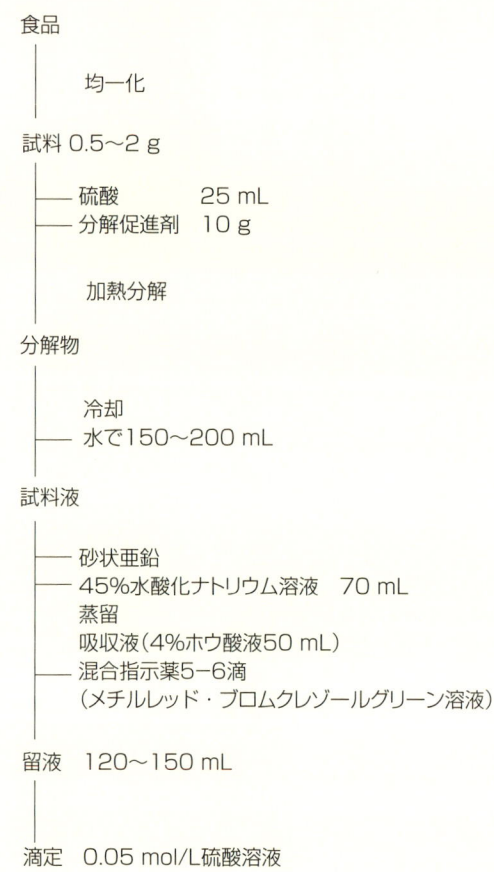

**図 2.1** 総窒素定量法

種を測定し，それらの量からタンパク質量を求める．もともと含まれる遊離のアミノ酸もタンパク質として算出されることから，別に測定した遊離アミノ酸を差し引いて算出する．ただし，加水分解によって必ずしも定量的に構成アミノ酸を測定することは困難である．具体的にはアミノ酸組成表[3]の値を用いて求める．

## 2.2 脂質

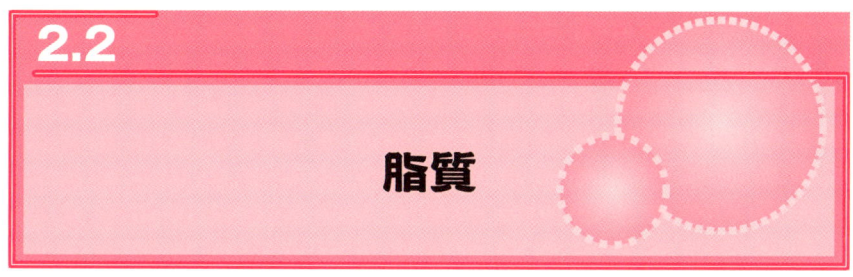

　食品中の脂質は一般に有機溶媒に溶ける成分重量を脂質として定量する．すなわち有機溶媒に溶け出す中性脂肪が大部分であるが，その他遊離脂肪酸，ステロイド類，リン脂質，ロウ，脂溶性ビタミン，グリセロールエステル，色素等をも含むことから粗脂肪とも呼ばれる．

　脂質の抽出に用いられる有機溶媒には主にジエチルエーテルが用いられるが，石油エーテルやクロロホルム，メタノール等も用いられ，食品によって選択される．

　一般にはソックスレー抽出器を用いたジエチルエーテルによる方法が使用されている．他に食品の種類形態によって酸分解法，クロロホルム－メタノール混液抽出法，牛乳に用いられるゲルベル法，レーゼ・ゴットリーブ法，酸・アンモニア分解法，液-液抽出法がある．これらの方法を主に表2.2のように食品の種類によって適切な測定方法を用いる．

### 2.2.1 ジエチルエーテル抽出法（ソックスレー抽出法）

　比較的脂質含量が多く，食品の組織成分と結合している脂質が少ない食品に用いる．食品の形態，種類によって，たとえば

① 種実類，香辛料
② 魚介類，肉類，香辛料（練り）
③ 果汁類，砂糖類，キャンディー，ゼリー等，味噌類，納豆

それぞれ各試料の前処理法が異なり，4通りの方法が考案されている．基本

## 表 2.2　脂質定量法一覧

| 食品名 | 試料採取量 | 測定方法 |
|---|---|---|
| 1. 穀類 | | |
| 　粉体 | 1～2 g | 酸分解法，塩酸溶液①使用 |
| 　めし，ゆで麺などの多水分試料 | 4～5 g | 酸分解法，濃塩酸使用 |
| 2. いもおよびでん粉類 | | |
| 　粉状 | 2～3 g | 酸分解法，塩酸溶液①使用 |
| 　生（多水分） | 4～5 g | 酸分解法，濃塩酸使用 |
| 3. 砂糖および甘味類 | | |
| 　固体粉状 | 5～10 g | 加水溶解，ソックスレー抽出法（3） |
| 　水あめ，液状糖，はちみつ類 | 10～15 g | 加水溶解，ソックスレー抽出法（3） |
| 4. 豆類 | | |
| 　大豆を除く一般の豆類 | 1～2 g | 酸分解法，塩酸溶液①使用 |
| 　大豆，きな粉，豆腐 | 2～5 g | クロロホルム―メタノール混液抽出法 |
| 　みそ，納豆 | 3～10 g | ソックスレー抽出法（4） |
| 5. 種実類 | | |
| 　脂質少（栗，銀杏など） | 2～3 g | 酸分解法，塩酸溶液①使用 |
| 　脂質多（落花生，アーモンドなど） | 1～2 g | ソックスレー抽出法（1） |
| 6. 野菜類 | | |
| 　全般 | 3～5 g | 酸分解法，濃塩酸使用 |
| 7. 果実類 | | |
| 　全般 | 5～7 g | 酸分解法，濃塩酸使用 |
| 　果汁 | 5～7 g | ソックスレー抽出法（3） |
| 8. きのこ類 | | |
| 　全般 | 5～7 g | 酸分解法，濃塩酸使用 |
| 　乾燥品 | 3～5 g | 酸分解法，塩酸溶液①使用 |
| 9. 藻類 | | |
| 　生，湯通し塩蔵品 | 5～7 g | 酸分解法，濃塩酸使用 |
| 　乾燥品 | 3～5 g | 酸分解法，塩酸溶液①使用 |
| 10. 魚介類 | | |
| 　全般 | 3～5 g | ソックスレー抽出法（2） |
| 11. 肉類 | | |
| 　全般 | 3～5 g | ソックスレー抽出法（2） |
| 12. 卵類 | | |
| 　生，ゆで卵など | 3～5 g | クロロホルム―メタノール混液抽出法 |
| 　乾燥卵など | 2～3 g | クロロホルム―メタノール混液抽出法 |
| 13. 乳類 | | |
| 　乳および乳製品全般 | 1～5 g | レーゼ・ゴットリーブ法 |
| 　チーズ | 1～2 g | 酸・アンモニア分解法 |
| 14. 油脂類 | | |
| 　液体，固体脂 | 5～10 g | 計算．脂質含量＝100－（水分＋石油エーテル不溶分） |
| 　脂身 | 1～2 g | ソックスレー抽出法（2） |
| 15. 菓子類 | | |
| 　穀粉使用の菓子類全般 | 2～3 g | 酸分解法，塩酸溶液①使用 |
| 　あめ玉，キャンディー，ゼリー | 5～10 g | 加水溶解，ソックスレー抽出法（3） |
| 　ココア，チョコレート | 1～2 g | 酸分解法，塩酸溶液②使用 |
| 　砂糖菓子類 | 5～10 g | 加水溶解，ソックスレー抽出法（3） |
| 16. し好飲料類 | | |
| 　果汁入り清涼飲料 | 10～30 g | ソックスレー抽出法（3） |
| 　アルコール飲料 | 10～30 g | ソックスレー抽出法（3） |
| 　乳成分を含むもの | 5～7 g | レーゼ・ゴットリーブ法 |
| 　コーヒー　豆，粉末 | 2～3 g | ソックスレー抽出法（1）溶媒：石油エーテル使用 |
| 　　　　　　浸出液 | 10～30 g | ソックスレー抽出法（3） |
| 　茶葉類 | 2～3 g | 酸分解法，塩酸溶液①使用 |
| 　　　　　浸出液 | 10～30 g | ソックスレー抽出法（3） |
| 17. 調味料および香辛料 | | |
| 　しょうゆ，つゆ，食酢など | 10～30 g | 液―液抽出法 |
| 　マヨネーズ，ドレッシング類 | 2～3 g | ソックスレー抽出法（1） |
| 　トマト加工品 | 3～5 g | 酸分解法，塩酸溶液①使用 |
| 　香辛料　粉末 | 2～3 g | ソックスレー抽出法（1） |
| 　　　　　練り，すりおろし | 3～5 g | ソックスレー抽出法（2） |
| 18. 調理加工食品類 | 2～7 g | 原則として主食材の試験方法を用いる． |

【出典】安本教傳，竹内昌昭，安井明美，渡邊智子 編：『五訂増補　日本食品標準成分表　分析マニュアル』p.40，付表，建帛社（2006）．

的には溶媒としてジエチルエーテルを用い，円筒ろ紙にそれぞれ処理した試料を入れてソックスレー抽出を行い，抽出後ジエチルエーテルを留去した後の残渣の重量を計測し，脂質として算出する（図 2.2）．

## 2.2.2
### 酸分解法

脂質含量の少ない穀類およびその加工品，いもおよびでんぷん類，菓子類，種実類，豆類，野菜類，果実類，きのこ類，藻類，茶類，ソースなどの分解に用いる．食品組織に結合あるいは含まれる脂質は，結合組織を塩酸により加水分解し，脂質を遊離したのちジエチルエーテル，石油エーテルで抽出，溶媒を留去後，残渣の重量を計測し，脂質として算出する（図 2.3）．

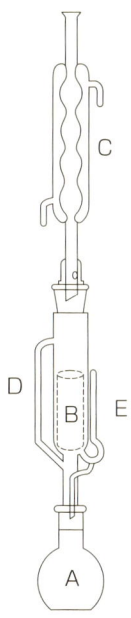

図 2.2　ソックスレー抽出器

A：溶剤・沸石を入れるフラスコ，B：試料を入れる円筒ろ紙
C：冷却器，D：溶剤蒸気の通路，E：サイホン
【出典】日本薬学会 編：『衛生試験法・注解 2010』p.214, 図 2.14-1, 金原出版（2010）．

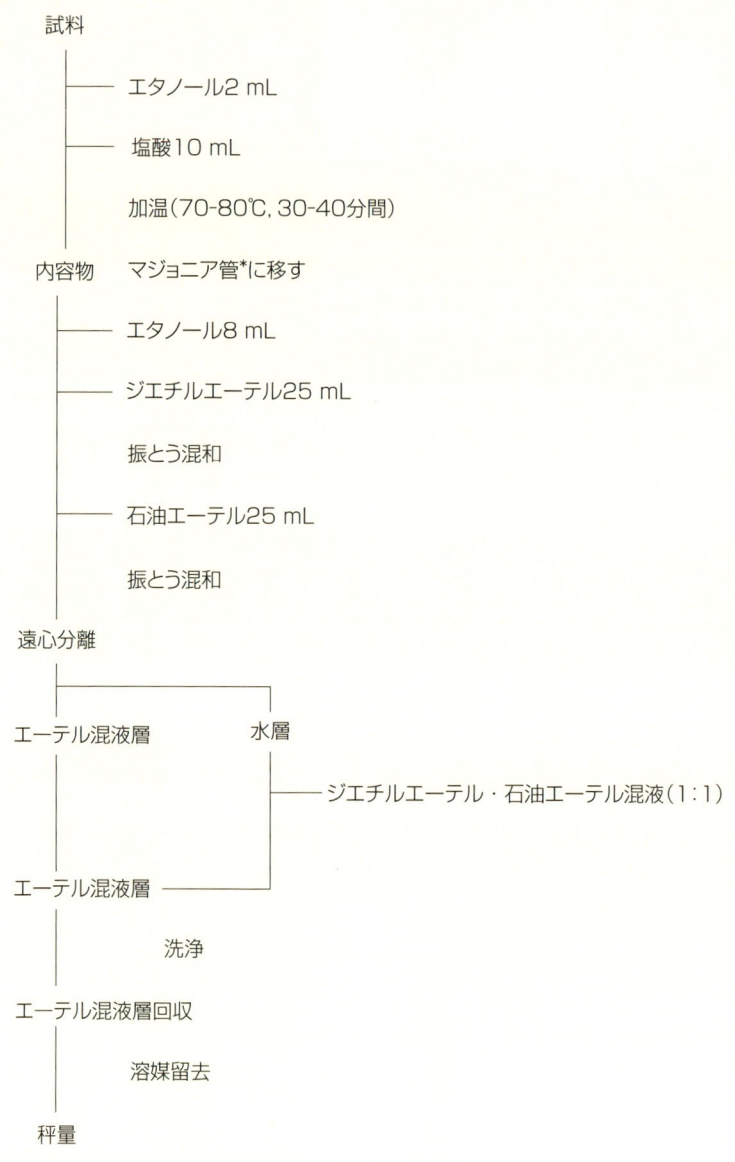

**図 2.3**　酸分解法による脂質の定量

マジョニア管：細いくびれのある管で，くびれより下に水層，上にエーテル液層が分離し，管を傾けることでエーテル混液層のみ分取できる．

## 2.2.3 クロロホルム–メタノール混液抽出法

リン脂質の多い卵類，大豆およびその加工品に用いる．試料をクロロホルム–メタノール（2：1）混液を用いて水浴中で抽出，石油エーテルに転溶後，溶媒を留去した後，残渣の重量を計測し脂質として算出する．前2法のように試料の乾燥や，分解処理などの手間をかけず，脂質そのままを抽出できる利点がある（図2.4）．

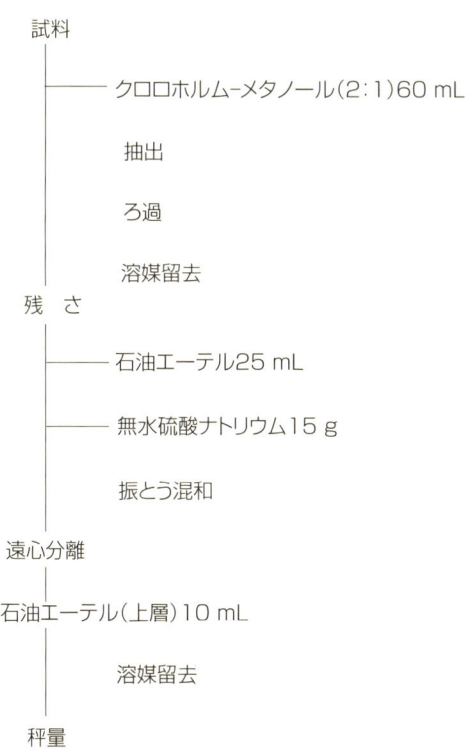

**図2.4** クロロホルム–メタノール混液抽出法による脂質の定量

# 2.3 炭水化物

炭水化物とは $C_m(H_2O)_n$ で示される組成式に相当する物質群のことである．しかし必ずしも分子式がこれに一致しなくても，ポリアルコール類など関連する物質も含め炭水化物と総称している．炭水化物は生体にとってエネルギー源となる重要な成分で，一般に糖質と呼ばれている．

## 2.3.1 「差し引き法」による糖質の求め方

日本食品標準成分表において糖質とは食品の重量から，別途求められた水分，タンパク質，脂質，食物繊維および灰分の合計重量を差し引いて求める．ただし，硝酸イオン，アルコール，酢酸，ポリフェノール（タンニンを含む），カフェインおよびテオブロミンを比較的多く含む食品や，加熱により二酸化炭素を多量に発生する食品についてはこれらの含有量も差し引いて求める．

## 2.3.2 アンスロン-硫酸法（全糖）による糖量の分析

魚介類，肉類および卵類は炭水化物の含有量が少なく，「差し引き法」では適当でないことから，これらについてはアンスロン-硫酸法を用いて，得られた全糖量を用いる．試料をトリクロロ酢酸で除タンパクと同時に炭水化物を抽出，抽出液の全糖量をブドウ糖として算出する（**図 2.5**）．

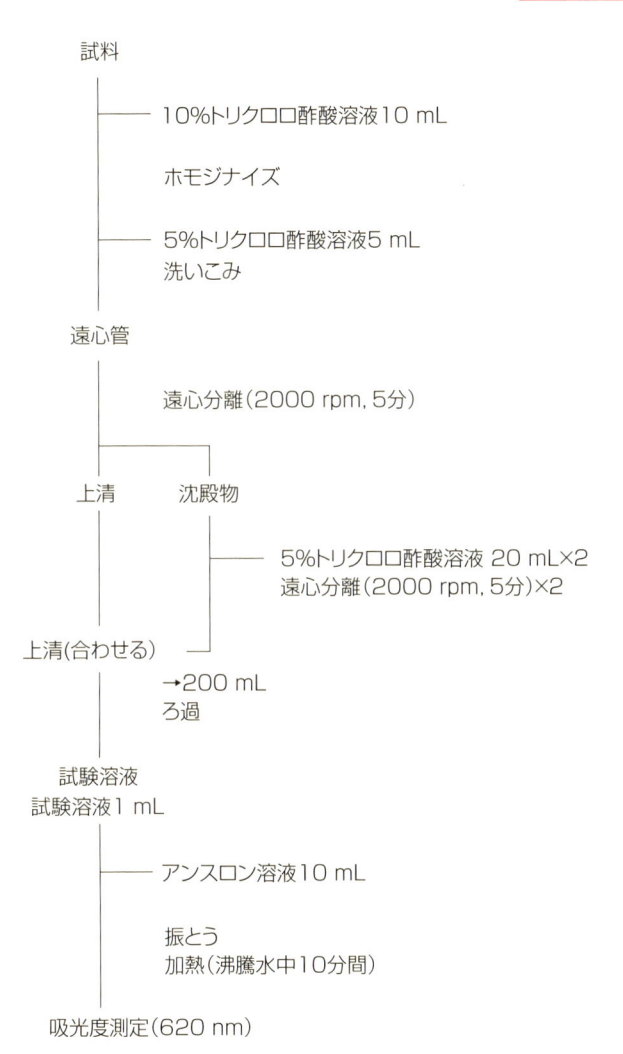

```
試料
 ├── 10%トリクロロ酢酸溶液10 mL
 │
 │   ホモジナイズ
 │
 ├── 5%トリクロロ酢酸溶液5 mL
 │   洗いこみ
 │
遠心管
 │
 │   遠心分離(2000 rpm, 5分)
 │
上清    沈殿物
 │       │
 │       └── 5%トリクロロ酢酸溶液 20 mL×2
 │           遠心分離(2000 rpm, 5分)×2
 │
上清(合わせる)
 │
 │   →200 mL
 │   ろ過
 │
試験溶液
試験溶液1 mL
 │
 ├── アンスロン溶液10 mL
 │
 │   振とう
 │   加熱(沸騰水中10分間)
 │
吸光度測定(620 nm)
```

**図2.5** 全糖量分析法

## 2.4 食物繊維

　これまで栄養素として取り上げられなかった食品中の不消化成分は他の栄養成分の消化吸収を妨げるものとして重視されてこなかった．しかし，これまでの栄養素とは異なる働きがあって人の健康に関与していることが明らかにされた．これら不消化成分はダイエタリーファイバーと称することから「食物繊維」と訳されて，"人の消化酵素で消化されない植物細胞の構造残渣"と定義された．最近では難消化性多糖類も含め，現在"人の消化酵素で水解（加水分解）されない食物中の難消化性成分の総体"とされている．

　食物繊維は分類によってその種類も多いが，消化管機能，腸の蠕動運動の促進や栄養素吸収に及ぼす作用の違いから，日本食品標準成分表では，水溶性食物繊維と不溶性食物繊維に分けて定量法としてプロスキー変法（酵素-重量法）が示されている．成分値は水溶性食物繊維と不溶性食物繊維および両者の合計を総量として示している．また，主に食物繊維の供給源として寄与率の高い植物性食品を対象としている．測定法は対象食品によって，プロスキー変法（1），プロスキー変法（2）およびプロスキー変法（3）から適切な方法を選択して用いる．すなわち，藻類にはプロスキー変法（3）を，タンパク含量の低い野菜類およびきのこ類にはプロスキー変法（2）を，これらを除く一般の食品にはプロスキー変法（1）を用いる．ここではプロスキー変法（1）について述べる．

### 2.4.1

#### 酵素-重量法：プロスキー変法（1）

　試料を耐熱性アミラーゼ，プロテアーゼおよびアミログルコシダーゼ酵素で処理し，でんぷん並びにタンパク質を低分子化した後，ろ過して残留物（不溶性食物繊維画分）とろ液に分ける．ろ液には4倍量のエタノールを加えて高分

子成分を沈殿させ，ろ過した後，残留物（水溶性食物繊維画分）とろ液に分ける．それぞれの残留物をエタノールおよびアセトンで洗浄後，乾燥して重量を計測し，不溶性食物繊維および水溶性食物繊維量として算出する．ただし，残留物の中のタンパク質および灰分量を別途算出して補正する．

### 食物繊維の計算法

次の式によってそれぞれの含有量を求める．

$$\text{水溶性植物繊維含量 (g/100 g)} = \frac{\frac{R_1+R_2}{2}\left[1-\left(\frac{P_1}{R_1}+\frac{A_1}{R_2}\right)\right]-B_S}{\frac{W_1+W_2}{2}}\times 100$$

ただし，ここで

$$B_S(\text{g}) = \frac{R_{B1}+R_{B2}}{2}\left[1-\left(\frac{P_{B1}}{R_{B1}}+\frac{A_{B1}}{R_{B2}}\right)\right]$$

$$\text{水溶性植物繊維含量 (g/100 g)} = \frac{\frac{R_3+R_4}{2}\left[1-\left(\frac{P_2}{R_3}+\frac{A_2}{R_4}\right)\right]-B_1}{\frac{W_1+W_2}{2}}\times 100$$

ただし，

$$B_1(\text{g}) = \frac{R_{B3}+R_{B4}}{2}\left[1-\left(\frac{P_{B2}}{R_{B3}}+\frac{A_{B2}}{R_{B4}}\right)\right]$$

$W_1$，$W_2$：試料採取量（g）1試料につき同重量を2点同時に採取する．

### 水溶性食物繊維

$R_1$，$R_2$ ：残さ（g）

$P_1$ ：残さ中のタンパク質（g）

$A_1$ ：残さ中の灰分（g）

$R_{B1}$，$R_{B2}$：空試験の残さ（g）

$P_{B1}$ ：空試験の残さ $R_{B1}$ 中のタンパク質（g）

$A_{B1}$ ：空試験の残さ $R_{B2}$ の灰分（g）

### 不溶性食物繊維

$R_3$，$R_4$ ：残さ（g）

$P_2$　　　　：残さ中のタンパク質（g）
$A_2$　　　　：残さ中の灰分（g）
$R_{B3}$, $R_{B4}$：空試験の残さ（g）
$P_{B2}$　　　：空試験の残さ $R_{B3}$ 中のタンパク質（g）
$A_{B2}$　　　：空試験の残さ $R_{B4}$ の灰分（g）

操作法の概略を図 2.6 に示す．

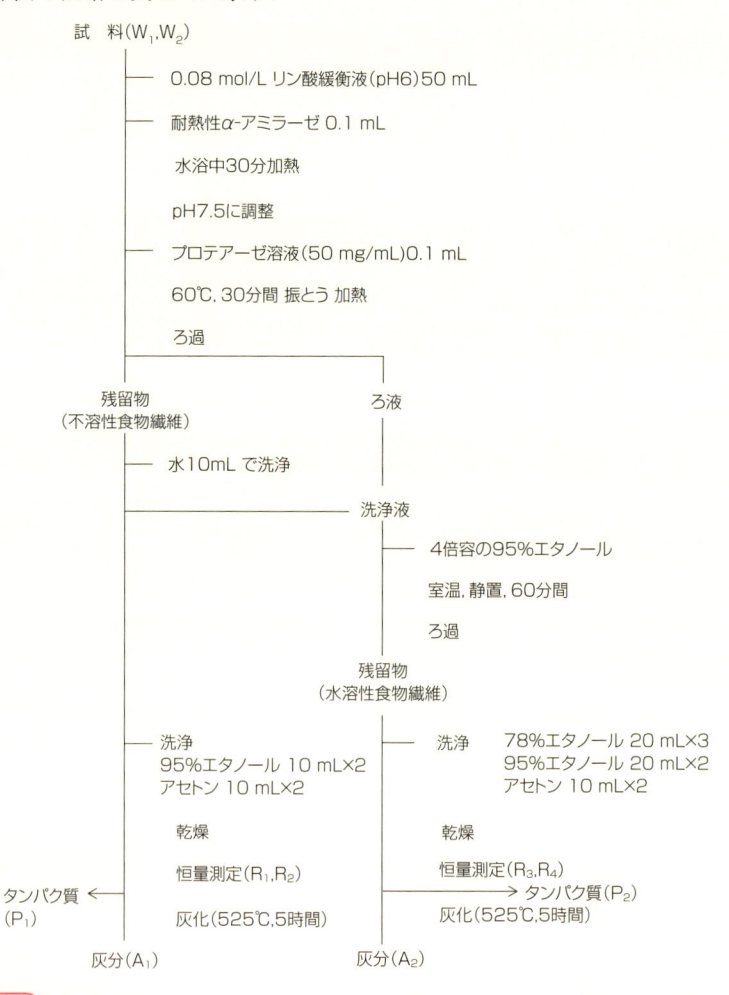

```
試　料(W₁,W₂)
    │
    ├── 0.08 mol/L リン酸緩衝液(pH6) 50 mL
    │
    ├── 耐熱性α-アミラーゼ 0.1 mL
    │
    │   水浴中30分加熱
    │
    │   pH7.5に調整
    │
    ├── プロテアーゼ溶液(50 mg/mL) 0.1 mL
    │
    │   60℃, 30分間 振とう 加熱
    │
    │   ろ過
    ├──────────────────┐
 残留物              ろ液
(不溶性食物繊維)       │
    │                 │
    ├── 水10mLで洗浄    │
    │                 │
    │              洗浄液
    │                 │
    │                 ├── 4倍容の95%エタノール
    │                 │
    │                 │   室温, 静置, 60分間
    │                 │
    │                 │   ろ過
    │                 │
    │              残留物
    │            (水溶性食物繊維)
    │                 │
    ├─ 洗浄            ├─ 洗浄　78%エタノール 20 mL×3
    │  95%エタノール 10 mL×2  │     95%エタノール 20 mL×2
    │  アセトン 10 mL×2       │     アセトン 10 mL×2
    │                        │
    │  乾燥                   │  乾燥
    │  恒量測定(R₁,R₂)         │  恒量測定(R₃,R₄)
タンパク質 ←              → タンパク質(P₂)
(P₁)  │  灰化(525℃,5時間)       │ 灰化(525℃,5時間)
      灰分(A₁)                  灰分(A₂)
```

**図 2.6**　食物繊維測定法

## 2.5 ビタミン類

　ビタミンは人にとって必須な栄養素の一つであるが，健康志向から栄養機能食品として，単なる栄養素の範ちゅうを超えて，ガンや高血圧など生活習慣病の軽減や予防としての効果を期待されるなど，その需要は目覚ましい．食品中の各種ビタミン類の分析法はビタミンA（レチノール），$\alpha$-カロテン，$\beta$-カロテン，$\beta$-クリプトキサンチン，ビタミンD（カルシフェロール），ビタミンE（トコフェロール），ビタミンK（フィロキノン，メナキノン類），ビタミン$B_1$（チアミン），$B_2$（リボフラビン），$B_6$（ピリドキシン，ピリドキサール，ピリドキサミン），$B_{12}$（コバラミン類），ビタミンC（アスコルビン酸），ナイアシン（ニコチン酸，ニコチン酸アミド），パントテン酸，葉酸等について，衛生試験法・注解[4]，食品衛生検査指針[5]あるいは日本食品標準成分表・分析マニュアル[2]などに示されている．本書ではこのうち脂溶性ビタミンとしてビタミンA，Eを，水溶性ビタミンとしてビタミン$B_1$，Cの分析法について述べる．また，ビタミンの中には分析機器を用いた理化学的試験や，微生物の特異的な生育性状を利用した微生物学的定量法を用いるビタミン$B_6$，$B_{12}$，ナイアシン，パントテン酸，葉酸の試験法がある．ここではナイアシンの分析法[5]についてのみ述べる．

### 2.5.1
#### ビタミンA（レチノール）

　ビタミンAは粘膜の形成や機能に関わっており，皮膚，細胞を健康にし，視力を正常に保つ働きがある．レチノールはビタミンAとして代表的な物質で，摂取後，腸で吸収され肝臓に脂肪酸エステルの形で蓄えられる．食品からの分析はケン化後，レチノールを含む不ケン化物を溶媒で抽出し，高速液体ク

ロマトグラフィー（HPLC）で測定する．操作法の概略を**図 2.7** に示す．

## 2.5.2
### ビタミン $B_1$（チアミン）

ビタミン $B_1$ はエネルギーを作り出す糖質の代謝に不可欠で，精神安定作用もある．食品からの分析は塩酸で抽出後，リン酸エステルを酵素分解処理して，遊離のチアミンとし，陽イオン交換カラムで精製後，ポストカラム HPLC 法でチオクロムとして測定する．操作法の概略を**図 2.8** に示す．

## 2.5.3
### ビタミン C（アスコルビン酸）

ビタミン C は血管，骨，筋肉の形成に必要なコラーゲンを生成し，免疫力を高める．食品中のアスコルビン酸およびその酸化物であるデヒドロアスコルビン酸はいずれもビタミン C 活性を有するとされている．そのためビタミン C を測定するには両者を定量する必要がある．そこで，定量法としてアスコルビン酸をジクロロフェノールインドフェノールによってデヒドロアスコルビン酸に酸化し，既存のデヒドロアスコルビン酸と合わせて誘導体化後，HPLC で測定することで総ビタミン C として算出する．操作法の概略を**図 2.9** に示す．

## 2.5.4
### ビタミン E（トコフェロール）

ビタミン E は生殖器官を正常に保ち細胞の酸化や皮膚の老化を防止し，血液の循環をよくする．$\alpha-$，$\beta-$，$\gamma-$，$\delta-$トコフェロールの 4 異性体があり，それぞれ生理活性が異なること，食品添加物として $\alpha-$トコフェロールのみが指定されていることから，食品からの分析ではこれら 4 異性体を分離して定量することが望ましい．試料をケン化して油脂を分離後，トコフェロールを溶媒で抽出し，蛍光検出器を用いた HPLC で測定する．操作法の概略を**図 2.10** に示す．

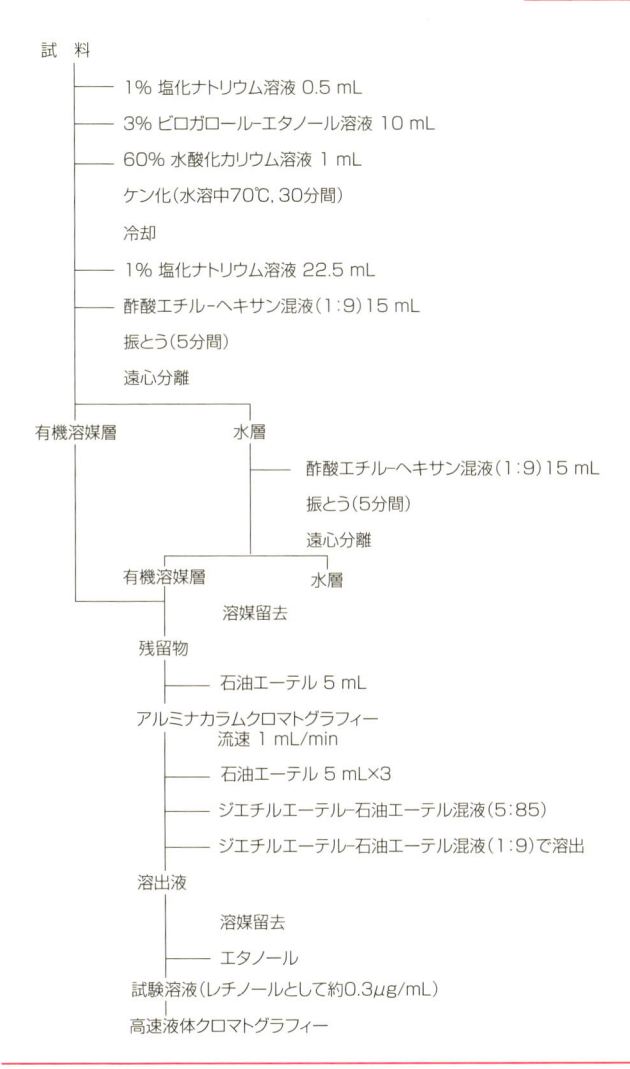

```
試料
  ├── 1% 塩化ナトリウム溶液 0.5 mL
  ├── 3% ピロガロール-エタノール溶液 10 mL
  ├── 60% 水酸化カリウム溶液 1 mL
  │   ケン化（水溶中70℃, 30分間）
  │   冷却
  ├── 1% 塩化ナトリウム溶液 22.5 mL
  ├── 酢酸エチル-ヘキサン混液(1:9) 15 mL
  │   振とう(5分間)
  │   遠心分離
有機溶媒層      水層
                ├── 酢酸エチル-ヘキサン混液(1:9) 15 mL
                │   振とう(5分間)
                │   遠心分離
          有機溶媒層    水層
          溶媒留去
          残留物
            ├── 石油エーテル 5 mL
            アルミナカラムクロマトグラフィー
                    流速 1 mL/min
              ├── 石油エーテル 5 mL×3
              ├── ジエチルエーテル-石油エーテル混液(5:85)
              ├── ジエチルエーテル-石油エーテル混液(1:9)で溶出
          溶出液
              ├── 溶媒留去
              ├── エタノール
          試験溶液(レチノールとして約0.3μg/mL)
          高速液体クロマトグラフィー
```

**図 2.7**　ビタミン A 分析法

カラム：シリカゲルカラム
移動相：$n$-ヘキサン－メチルエチルケトン（85：15）
流速：1.0 mL/min
測定波長：325 nm

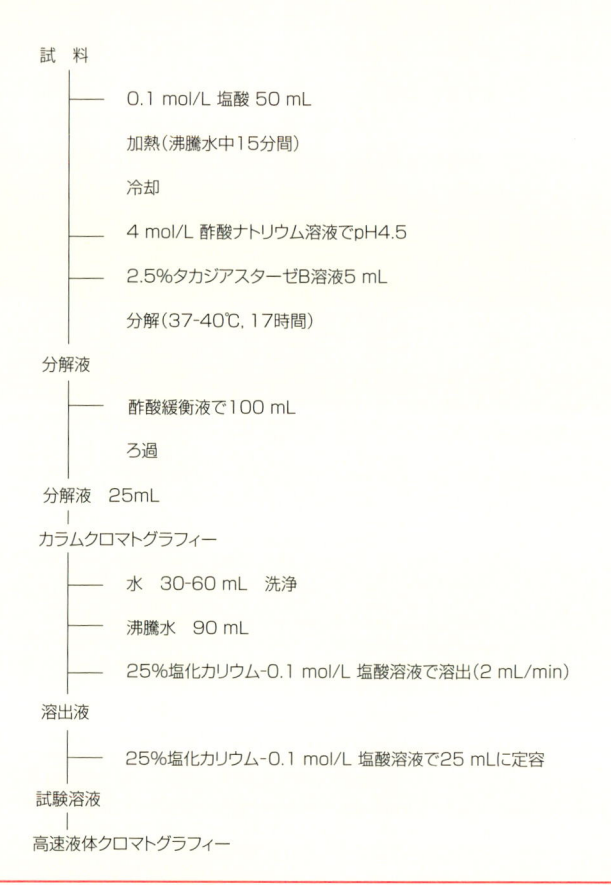

```
試 料
 ├── 0.1 mol/L 塩酸 50 mL
 │   加熱（沸騰水中15分間）
 │   冷却
 ├── 4 mol/L 酢酸ナトリウム溶液でpH4.5
 ├── 2.5%タカジアスターゼB溶液5 mL
 │   分解（37-40℃, 17時間）
分解液
 ├── 酢酸緩衝液で100 mL
 │   ろ過
分解液 25mL
│
カラムクロマトグラフィー
 ├── 水 30-60 mL 洗浄
 ├── 沸騰水 90 mL
 ├── 25%塩化カリウム-0.1 mol/L 塩酸溶液で溶出（2 mL/min）
溶出液
 ├── 25%塩化カリウム-0.1 mol/L 塩酸溶液で25 mLに定容
試験溶液
│
高速液体クロマトグラフィー
```

**図 2.8** ビタミンＢ１の分析法

カラム：ODS
移動相：メタノール-0.01 mol/L リン酸二水素ナトリウム・0.15 mol/L 過塩素酸ナトリウム（pH 2.2）（1：9）
流速：1 mL/min
反応液：0.01% フェリシアン化カリウム-15% 水酸化ナトリウム溶液，流速 0.4 mL/min
測定波長：励起波長 375 nm，蛍光波長 440 nm

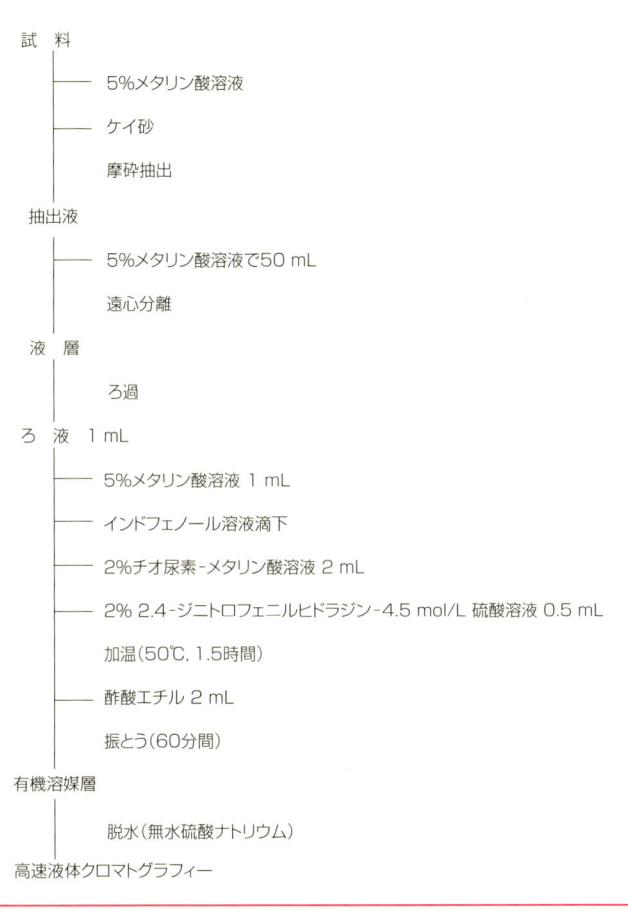

```
試　料
  ├── 5%メタリン酸溶液
  ├── ケイ砂
  └── 摩砕抽出
抽出液
  ├── 5%メタリン酸溶液で50 mL
  └── 遠心分離
液　層
  └── ろ過
ろ　液　1 mL
  ├── 5%メタリン酸溶液 1 mL
  ├── インドフェノール溶液滴下
  ├── 2%チオ尿素-メタリン酸溶液 2 mL
  ├── 2% 2.4-ジニトロフェニルヒドラジン-4.5 mol/L 硫酸溶液 0.5 mL
  ├── 加温(50℃, 1.5時間)
  ├── 酢酸エチル 2 mL
  └── 振とう(60分間)
有機溶媒層
  └── 脱水(無水硫酸ナトリウム)
高速液体クロマトグラフィー
```

**図 2.9　ビタミン C の分析法**

カラム：シリカゲル
移動相：酢酸-$n$-ヘキサン-酢酸エチル混液（1:4:5）
流速：1.5 mL/min
測定波長：495 nm

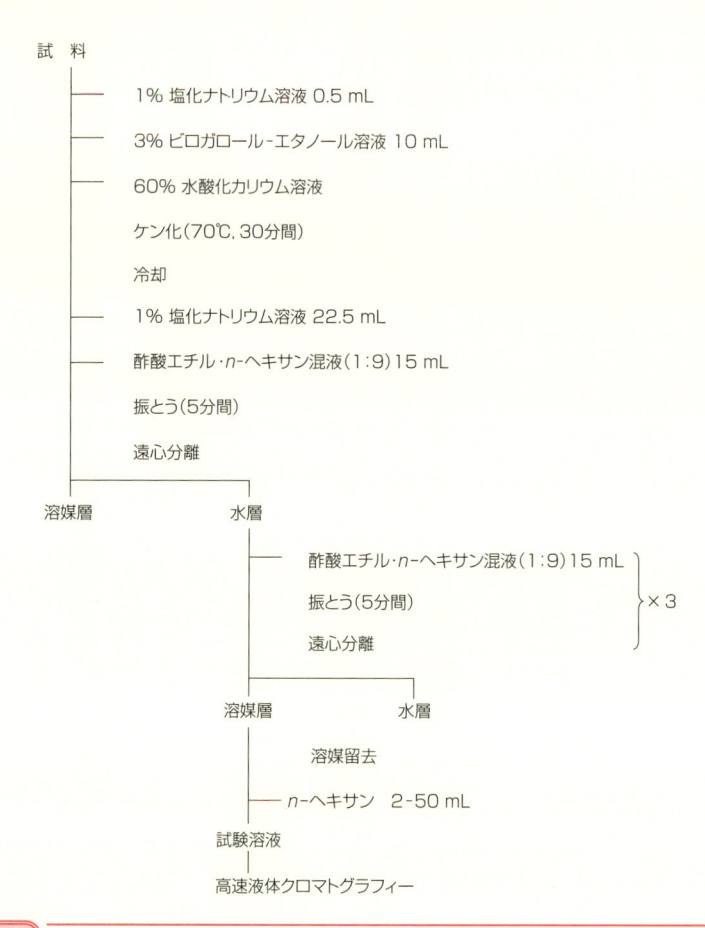

```
試 料
 ├── 1% 塩化ナトリウム溶液 0.5 mL
 ├── 3% ピロガロール-エタノール溶液 10 mL
 ├── 60% 水酸化カリウム溶液
 │   ケン化(70℃, 30分間)
 │   冷却
 ├── 1% 塩化ナトリウム溶液 22.5 mL
 ├── 酢酸エチル・n-ヘキサン混液(1:9) 15 mL
 │   振とう(5分間)
 │   遠心分離
 ┴─────────────┐
溶媒層         水層
               ├── 酢酸エチル・n-ヘキサン混液(1:9) 15 mL  ┐
               │   振とう(5分間)                          ├ ×3
               │   遠心分離                               ┘
               ┴─────────────┐
              溶媒層         水層
               溶媒留去
               ├── n-ヘキサン 2-50 mL
              試験溶液
              高速液体クロマトグラフィー
```

**図 2.10** ビタミン E の分析法

|  | 条件1 | 条件2 |
|---|---|---|
| カラム: | シリカゲル | ODS |
| 移動相: | 酢酸-2-プロパノール-n-ヘキサン(5:2:1000) | メタノール-水(98:2) |
| 流速: | 1.5 mL/min | 1.2 mL/min |
| カラム温度: | 40℃ | 40℃ |
| 励起波長: | 298 nm | 298 nm |
| 蛍光波長: | 325 nm | 325 nm |

## 2.5.5 ナイアシン（ニコチン酸，ニコチン酸アミド）

　ナイアシンすなわちニコチン酸，ニコチン酸アミドおよびそれらの誘導体は人の細胞の物質代謝に関与し，消化器系の働きを維持し，血液循環をよくする．分析法は化学物質として，ニコチン酸およびニコチン酸アミドを直接高速液体クロマトグラフィーで定量することも可能であるが，栄養成分として分析するためには両者を分離定量する必要もないことから，より感度，特異性に優れる微生物定量法が用いられている．試料から硫酸溶液で抽出後，pHを調整した抽出溶液に，ナイアシン要求性乳酸菌を加えて培養し，増殖度を濁度で測定する．同時に培養した既知量のニコチン酸標準溶液の検量線から濃度を求める．操作法の概略を図 2.11 に示す．

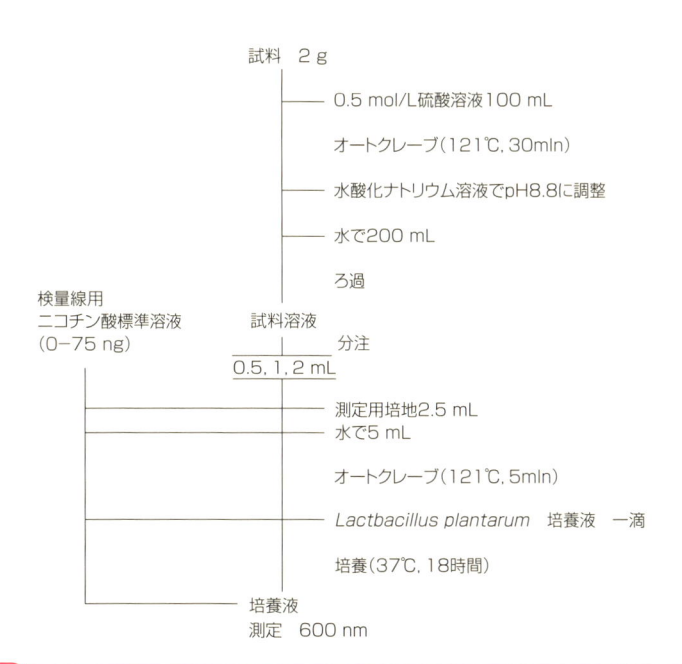

```
検量線用
ニコチン酸標準溶液        試料　2 g
（0-75 ng）
                ├── 0.5 mol/L硫酸溶液100 mL
                ├── オートクレーブ（121℃，30min）
                ├── 水酸化ナトリウム溶液でpH8.8に調整
                ├── 水で200 mL
                ├── ろ過
                試料溶液
                ├── 分注
                0.5, 1, 2 mL
                ├── 測定用培地2.5 mL
                ├── 水で5 mL
                ├── オートクレーブ（121℃，5min）
                ├── Lactbacillus plantarum　培養液　一滴
                ├── 培養（37℃，18時間）
                培養液
                測定　600 nm
```

**図 2.11**　ナイアシン定量法

# 2.6 ミネラル（無機質）

　無機質はミネラルともいい，人にとって必要な生体成分を構成するナトリウム，カリウム，カルシウム，マグネシウム，リン，鉄，亜鉛，銅，マンガン，ヨウ素，セレン，クロムおよびモリブデンをいう．これらの分析に一括した方法はなく，食品からの測定には試料を灰化して有機物を除く（燃焼あるいは分解する）必要がある．灰化法には一般に湿式灰化法と乾式灰化法が用いられる．測定法としては各元素に適した原子吸光光度法，吸光光度法およびICP質量分析法などが用いられている．

## 2.6.1 乾式灰化法

　ホウケイ酸ガラスまたは石英ガラスの燃焼皿を用い，500℃の高温で有機物を燃焼除去する．揮発する恐れのないMg, Ca, P, Fe, Zn, Cuの定量に用いる．

## 2.6.2 湿式灰化法

　揮発性のある対象物質について，タンパク質含量の多い試料に用い，硝酸や主に硫酸，過塩素酸あるいは過酸化水素の共存下で加熱して有機物を分解する．

## 2.6.3 フレーム原子吸光光度法による各元素の分析（リンを除く）

　バーナーを用い空気−アセチレンの燃焼炎すなわち化学炎（フレーム）で元

表 2.3　各元素の原子吸光測定条件

| 元素 | 測定波長（nm） |
|---|---|
| カルシウム | 422.7 |
| 鉄 | 248.3 |
| ナトリウム | 589.0 |
| カリウム | 766.5 |
| マグネシウム | 285.2 |
| 亜鉛 | 213.9 |
| 銅 | 324.8 |
| マンガン | 279.6 |

素の原子化を行う方法で，感度が高く，共存他元素の影響が少なく操作性がよい（表 2.3）．

## 2.6.4 吸光光度法によるリンの分析

リンの測定はモリブデン酸法あるいはバナドモリブデン酸法がある．モリブデン酸法は感度がよいが，食品の分析では食品中のリンが多量に存在するため，一般にはバナドモリブデン酸法が用いられる．

### (1) モリブデン酸法

試料を灰化後，試験溶液中のリンはオルトリン酸として，モリブデン酸アンモニウムと反応させ，生成したヘテロポリ酸をアスコルビン酸で還元してモリブデン青とし，880 nm における吸光度を分光光度計で測定する．

### (2) バナドモリブデン酸法

試料を灰化後，試験溶液中のリンはオルトリン酸として，モリブデン酸と反応させ，リンモリブデン酸とし，バナジン酸が結合して，生成したモリブドバナドリン酸の黄色 410 nm の吸光度を分光光度計で測定する．操作の概略を図 2.12 に示す．

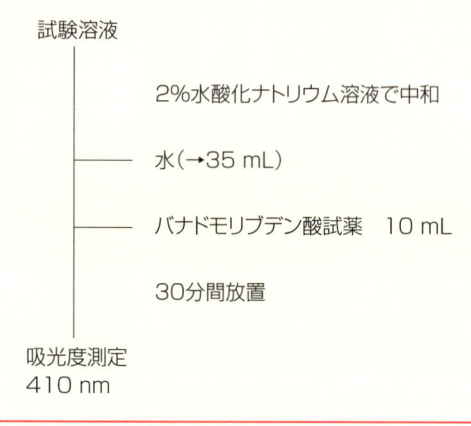

```
試験溶液
   │
   ├── 2％水酸化ナトリウム溶液で中和
   │
   ├── 水（→35 mL）
   │
   ├── バナドモリブデン酸試薬　10 mL
   │
   │   30分間放置
   │
吸光度測定
410 nm
```

**図2.12**　リンのバナドモリブデン酸吸光光度法による分析

―――― 参考文献 ――――

1）（財）日本食品分析センター　編：『分析実務者が書いた　五訂　日本食品標準成分表分析マニュアルの解説』中央法規出版（2001）．
2）安本教傳, 竹内昌昭, 安井明美, 渡邊智子　編：『五訂増補　日本食品標準成分表分析マニュアル』建帛社（2006）．
3）文部科学省科学技術・学術審議会資源調査分科会：「改訂日本食品アミノ酸組成表」昭和61年9月．
4）日本薬学会　編：『衛生試験法・注解2010』金原出版（2010）．
5）厚生労働省　監修：『食品衛生検査指針　理化学編』（社）日本食品衛生協会（2005）．

# Chapter 3
# 食品中の危害化学物質

　食品はさまざまな化学物質の集合体であり，食品分析と一口に言っても，分析対象とする物質は多岐にわたる．分析対象化合物を大別すると，ヒトの健康の維持，増進に有効な炭水化物，タンパク質，脂質などの栄養成分とヒトの健康に有害な影響を及ぼす危害化学物質に大別できる．本章では，危害化学物質として，メチル水銀やPCB，ダイオキシンなどの環境汚染物質，農畜水産物の生産に用いられる農薬，動物用医薬品などの食料生産補助物質，フグ毒テトロドトキシンに代表される魚介毒やキノコ毒などの自然毒成分や加熱調理時に生成するベンゾ(a)ピレンやアクリルアミドなどを取り上げる．メチル水銀に汚染された魚介類による水俣病事件や米ぬか油に混入したPCBが原因であるカネミ油症事件などの中毒事件は忘れ去ることができない食品汚染事例である．

## 3.1 環境汚染物質

　人間は，より快適な生活を営むためにさまざまな活動を行い，絶えず環境に多くの物質を放出してきた．人間活動が環境に及ぼす影響を考えるとき，19世紀頃までの科学的な人間の活動は小規模であり，化学物質により環境が人為的に汚染されても，自然の浄化作用により恒常性は保たれてきたと言える．しかし，20世紀も後半に入ると，DDTやPCBに代表されるように，自然環境では分解されにくく，かつ毒性の強いさまざまな化学物質を作り出し，大量に使用するようになった．自然の浄化作用では分解されにくく，生態系の破壊やヒトの健康に影響を及ぼす事態となり，化学物質が環境汚染物質として社会問題化した．

　我が国では，第二次世界大戦前にも足尾銅山鉱毒事件（1873年）などの環境汚染問題が存在したが，四日市に代表される大気汚染による喘息（四日市喘息），メチル水銀による水俣病，カドミウムによるイタイイタイ病など，戦後の高度経済成長の過程で人為的な環境汚染が顕著になった．これら環境汚染物質の人体への暴露経路は，一部は大気，水から直接的に取り込まれるが，大部分は食品を介して暴露される．しかも，食品を介しての人体への取り込みはヒトが食物連鎖の頂点に位置することから，環境汚染物質の生体影響はより深刻である．

　環境汚染物質との関連で食物連鎖を考えると，食物連鎖を通しての化学物質の移行濃縮がより重要な要素となる．特に水域に放出された化学物質のうち，難分解性で組織に対して親和性が強く，代謝が遅い物質は，水中の濃度がかなり低濃度であったとしても，生物に吸収され，生体内で蓄積される．さらに植物プランクトン→動物プランクトン→小型魚類→中型魚類→大型魚類というように食物連鎖により，より上位の生物に取り込まれるごとに化学物質の生体内

濃度は上昇していく．はじめの水中の濃度と比較して，数千倍から数百万倍に達するものもある（**表 3.1**）．

### 3.1.1
#### 水銀（メチル水銀）

水銀（Hg）は，銀白色の光沢を有し，常温で唯一液状の金属である．有機水銀化合物の毒性は，無機水銀に比べより強い．有機水銀化合物は，Hgにメチル基，エチル基などの有機炭素が結合した化合物の総称で，中でも水俣病を引き起こしたメチル水銀の毒性は有機水銀化合物の中で最大とされる．通常，メチル水銀あるいは有機水銀と言えば塩化メチル水銀（$CH_3HgCl$）を指し，メチル水銀は海や湖などで微生物の作用により生成されることが知られている．

1953～1960年にかけて，熊本県・水俣湾周辺の住民に中枢神経障害，特に言語障害，運動・知覚障害，四肢の麻痺などを主徴とする奇病が発生した．長期にわたる調査研究の結果，アセチレンからアセトアルデヒドを製造する過程で触媒に使用した酸化水銀が変化したメチル水銀が原因であることが判明した．工場排水に含まれていたメチル水銀が食物連鎖により魚介類中に濃縮され，長期間多食した，主として漁民に水俣病が多発した．さらに，多量に魚介

**表 3.1** 有害化学物質の食物連鎖による海洋生物への濃縮

| 有害化学物質 | PCB | DDT | BHC |
|---|---|---|---|
| 表層水（ppb） | 0.00028 | 0.00014 | 0.0021 |
| プランクトン（ppb） | 1.8 | 1.7 | 0.26 |
| 濃縮率（倍） | 6,400 | 12,000 | 120 |
| ハダカイワシ（ppb） | 48 | 43 | 2.2 |
| 濃縮率（倍） | 170,000 | 310,000 | 1,000 |
| スルメイカ（ppb） | 68 | 22 | 1.1 |
| 濃縮率（倍） | 240,000 | 160,000 | 5,200 |
| スジイルカ（ppb） | 3,700 | 5,200 | 77 |
| 濃縮率（倍） | 13,000,000 | 37,000,000 | 37,000 |

類を摂取した母親の胎盤を通して，胎児にメチル水銀が移行蓄積し，生まれた子供にも脳性小児麻痺様の胎児性水俣病が発生した．厚生省の調査によれば，水俣でのメチル水銀の最少発生量は 0.25 mg/日で，この値を考慮して体重 50 kg の成人の一週間のメチル水銀の暫定的摂取量を 0.17 mg/週とし，これに基づいて魚介類に含有される水銀を総水銀で 0.4 ppm，メチル水銀で 0.3 ppm 以下とする暫定的規制値が設けられた（1973 年 7 月）．なお，2005 年に内閣府食品安全委員会により，メチル水銀の健康影響評価が行われ，耐容週間摂取量として 2.0 μg/kg 体重/週が示されている．

日本人の食品からの水銀（総水銀）の摂取量は，厚生労働省のトータルダイエット調査によると，1994 年から 2003 年の過去 10 年の平均値が，1.2 μg/kg 体重/週（8.4 μg/人/日）である（**図 3.1**）．

食品中の水銀の検査では，まず初めに総水銀の検査を行い，その結果が 0.4 ppm を越えている場合，メチル水銀の分析を行うこととしている．

総水銀の摂取量

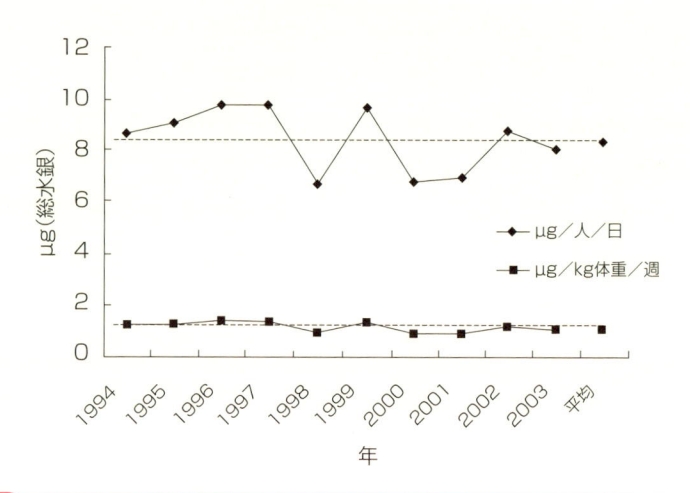

| 図 3.1 | 総水銀摂取量の推移 |

### (1) 総水銀の測定法

総水銀の測定は，金アマルガム原子吸光光度法あるいは還元気化原子吸光光度法により測定される．金アマルガム原子吸光光度法は，試料を前処理操作なしで直接測定できることから，多くの検査機関で汎用されている．分析方法の概要は，磁性ボートに添加剤（水酸化カルシウム・無水硫酸ナトリウム混合物）約 1 g，試料約 0.1 g，添加剤約 1 g の順に積層し，直接測定装置に導入して約 900℃ に加熱し，水銀を気化，捕集して測定するものである．一方，還元気化原子吸光光度法は，試料を湿式分解（硝酸，硫酸，過酸化水素などの強酸化剤で加熱分解）した後，塩化第一スズで金属水銀に還元し，水銀蒸気を吸収セルに導き，原子吸光光度法で測定する．

### (2) メチル水銀の測定法

公定法では，魚肉などの試料を塩酸酸性とした後ベンゼンで抽出し，システイン溶液を加え，システイン溶液に転溶する．さらに，システイン溶液から塩酸酸性ベンゼンで抽出して試験溶液を調製し，電子捕獲型検出ガスクロマトグラフィー（ECD-GC）により分析している．しかし，本法は抽出に発癌性があるベンゼンを使用しているという欠点がある．これを解決するためアルカリ分解／ジチゾン抽出法が採用されている．概略は，試料を 1 mol/L 水酸化カリウム－エタノール溶液でアルカリ分解し，塩酸酸性とした後，メチル水銀をジチゾン－トルエン溶液で抽出する方法である．メチル水銀の分析には ECD-GC が汎用されるが，最近では，検出器に原子吸光光度計を用いた HPLC 法が利用されている．

## 3.1.2
### カドミウム

カドミウム（Cd）は，鉱物中や土壌中などの自然界に広く存在する銀白色の重金属で，亜鉛鉱石と一緒に産出される．このため，ほとんどの食品中に環境由来のカドミウムが微量であるが含まれている．

富山県の神通川下流の一定地域において，1950〜1960 年頃をピークに，全身に激しい疼痛を主訴とする患者が多発した．日夜「イタイイタイ」と苦痛を

訴えることから，いわゆるイタイイタイ病として注目を浴びるところとなった．この病気は，多くは更年期後の多産婦が罹患し，最初は腰痛や下肢の筋肉痛を訴えるが，疼痛は次第に悪化し，骨の萎縮と多発性の病的骨折を生じて寝たきりの状態となる．イタイイタイ病の原因は，神通川上流の鉱山（亜鉛精錬鉱業所）から排出されたカドミウムとされ，排水に含まれていたカドミウムにより農産物，特にコメが汚染された（イネはカドミウムを数千倍に濃縮するとされる）．経口摂取されたカドミウムは，腎臓に移行して腎機能障害（腎尿細管障害）を起こし，カルシウムとリンの尿中排泄を促進し，骨軟化症，骨粗鬆症を起こす．これらのことから食品衛生法では，玄米中のカドミウム含量を1 ppm 未満に規制（1970 年 10 月）していたが，2010 年 4 月に玄米および精米中の基準値は 0.4 ppm に変更された（**表 3.2**）．

カドミウムの測定は，試料を湿式灰化法でタンパク質や炭水化物などの有機物を分解し，原子吸光光度法により測定する方法が用いられている．概略は，試料 5～20 g を 500 mL の分解フラスコに入れ，水分含量を 75% 以上となるように水を加える．これに硝酸 10～20 mL を加え，混和して放置する．次に，穏やかに加熱した後，硫酸を 5～10 mL 加え，ふたたび穏やかに加熱する．フラスコ内の内容物が暗褐色を呈したところで硝酸を 2～3 mL ずつ追加し，加熱を続ける．硫酸の白煙が発生するまで加熱し，内容物が微黄～無色になるまで加熱分解する．冷後，分解液に水 30～50 mL，飽和シュウ酸アンモニウム溶液を 10～20 mL 加えて硫酸の白煙が発生するまで加熱し，冷後水を加えて一定量にして試験溶液とする．本試験溶液を原子吸光光度法による分析に供し

**表 3.2** 食品中のカドミウムの基準値

| 食品 | | 基準値 |
|---|---|---|
| 米（玄米及び精米） | | 0.4 mg／kg 以下 |
| 清涼飲料水 | 原水 | 0.01 mg／L 以下 |
| （ミネラルウォーター類を含む） | 製品 | 検出してはならない |
| 粉末清涼飲料 | | 検出してはならない |

※米については，平成 22 年 4 月 8 日に「玄米及び精米中に 0.4 mg／kg 以下」に改正（平成 23 年 2 月 28 日施行）．

てカドミウムを測定する．最近では，より高感度で多元素の測定可能な誘導結合プラズマ発光分光光度法（ICP-AES）や誘導結合プラズマ質量分析法（ICP-MS）が汎用されている．

### 3.1.3
#### ヒ素

ヒ素（As）は，地殻中に広く分布し，火山活動や鉱石・化石燃料の採掘，産業活動に伴って人為的に環境に放出される．海水には数 ppb のヒ素が溶け込んでおり，食物連鎖による生物濃縮の結果，魚介類でのヒ素濃度は ppm レベルとされる．なお，魚介類の生体内で無機ヒ素は代謝されて有機ヒ素化合物として存在する．一方，ヒジキやワカメといった海藻では無機ヒ素（5価）と有機ヒ素の両方の化学形態で存在し，その割合は海藻の種類によって異なることが知られている．

ヒ素の毒性は，その化学形態（図3.2）によって異なる．一般的にその毒性は，無機ヒ素（3価＝ヒ酸（arsenious acid））＞無機ヒ素（5価＝亜ヒ酸

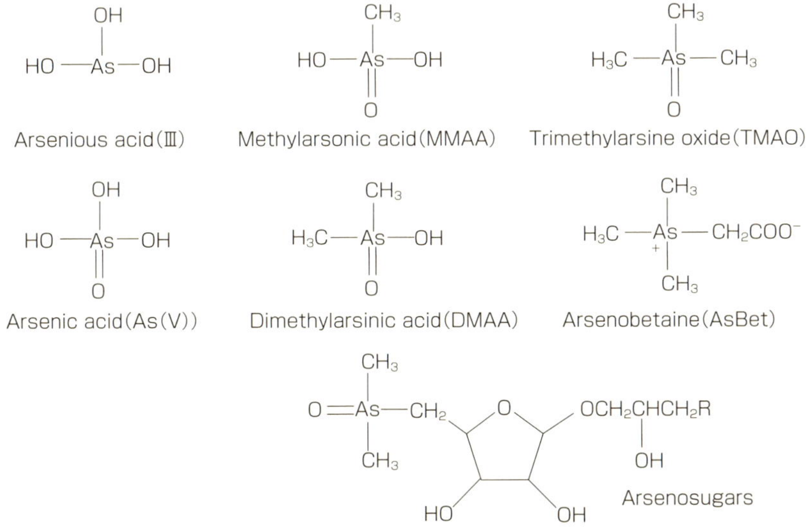

図3.2　ヒ素化合物の化学構造

（arsenic acid））＞有機ヒ素の順となる．有機ヒ素化合物の代表であるアルセノベタインの毒性は極めて弱いことが知られている．ヒ素中毒で忘れてならないものにヒ素ミルク事件がある．1955 年，乳質安定剤として用いられていた第二リン酸ソーダに不純物として亜ヒ酸が混入し，患者総数 1 万人以上，死者 130 名を出した中毒事例である．

　総ヒ素の分析は，試料である食品を湿式分解してタンパク質や炭水化物などの有機物を分解すると同時にヒ素化合物を無機ヒ素にする．水溶液中の無機ヒ素は，通常の原子吸光法では原子化されず，測定できない．そこで，ヒ素を気化性の水素化物に変換してから原子吸光法で分析する水素化物変換原子吸光法が用いられている．このほかに，誘導結合プラズマ発光法（ICP-AES）や ICP 質量分析法（ICP-MS）が多用される．

　ヒ素化合物の化学形態別分析は，試料を高速液体クロマトグラフィー（HPLC）で分離し，その溶出液を ICP-MS や ICP-AES に供して，連続的かつ高感度に分析を行う HPLC-ICP-MS/AES と，溶出液をエレクトロスプレーイオン化質量分析計（ESI-MS）に導入し，目的物質の分子量を測定する LC-ESI-MS 法が用いられている．

## 3.1.4　PCB

　ポリ塩化ビフェニル（polychlorinated biphenyl, PCB）は，図 3.3 に示すような化学構造を有するビフェニル化合物で，分子内の塩素数や位置により，理論上 209 種の異性体が存在する．PCB は化学的にも熱的にも安定であり，電

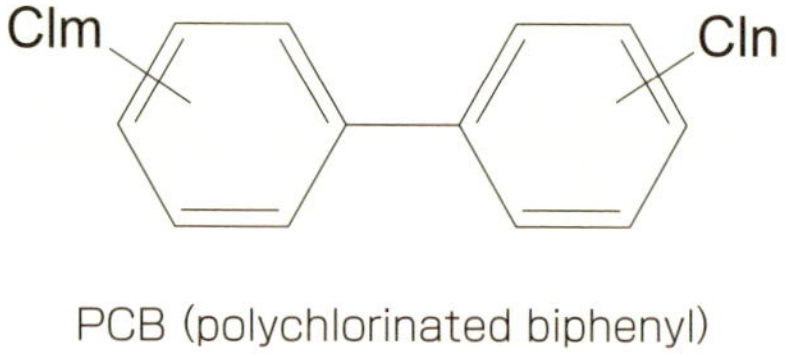

PCB (polychlorinated biphenyl)

図 3.3　ポリ塩化ビフェニル（PCB）の化学構造

気特性にも優れていることから，熱媒体や絶縁油として大量に利用された．広範に大量使用された結果，広く環境を汚染することとなり，欧米諸国では1966年頃から環境汚染物質として問題視されていた．

1968年（昭和43年），北九州一帯において，米ぬか油製造時に熱媒体として使用されていたPCB（カネクロール400，4塩素化体が主成分）が米ぬか油に混入し，それを食した人々に多大の被害を与えた「カネミ油症」事件は今なお記憶に新しい．PCBはDDT，BHCなどの有機塩素系化合物と同様に環境への残留性が高く，人体への毒性が強いことから，1972年にはその製造が中止され，使用も規制された．また，同年8月には暫定的規制値（魚介類および肉類：0.5 ppm，牛乳：0.1 ppm）が厚生省より通知され，1973年，"化学物質の製造および審査に関する法律（化審法）"が制定され，第1号の特定化学物質に指定された．なお，PCBの中でも共平面構造を有するコプラナーPCBはその毒性が極めて強く，現在ではダイオキシン類の範ちゅうとされている．

分析試料である魚介類および乳肉類は脂質やタンパク質を豊富に含んでいる．そこでこれらの成分をアルカリ分解後，PCBを$n$-ヘキサンで抽出し，シリカゲルカラムでクリーンアップする方法が汎用されている．なお，アルカリ分解により多くの有機塩素系化合物は分解されるが，DDEは分解されず，クロマトグラム上比較的大きなピークとして出現する．

測定は，キャピラリーカラムによりPCBの各異性体を分離し，塩素系化合物に高感度なECD付きGCで測定されている．PCBは多くの成分からなり，クロマトグラム上数多くのピークとして分離される（**図3.4**）．しかし，GCによりPCBのすべての成分を完全に分離することは困難であり，1ピークに2成分以上が混合している．また，PCBのGC-ECDにおける感度は塩素原子数や異性体間で異なることから，得られたクロマトグラム上の各ピーク間の感度が異なり，種々の誤差が生じやすい．したがって，それぞれのピークをどのように評価して定量するかが問題となる．そこで，各ピークのECD相対感度を求めておき，これと実試料から得られたクロマトグラム上の各ピーク高を比較して，各ピーク濃度を算出し，それらの総和をPCB濃度とする「係数法」がある．他の方法としては，「ピークパターン法」が汎用される．試料から得られたクロマトグラムパターンに類似したPCB標準溶液を調製し，その全ピー

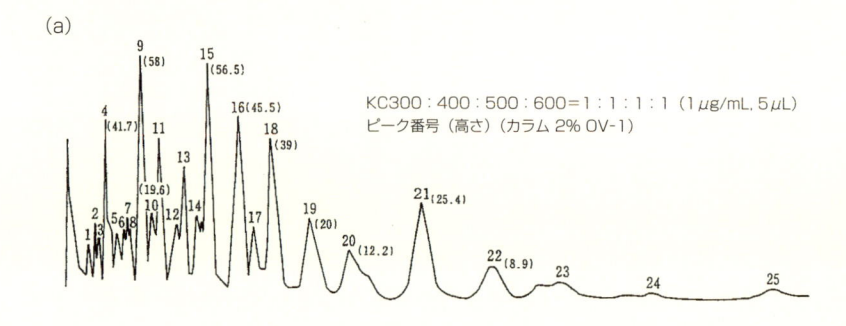

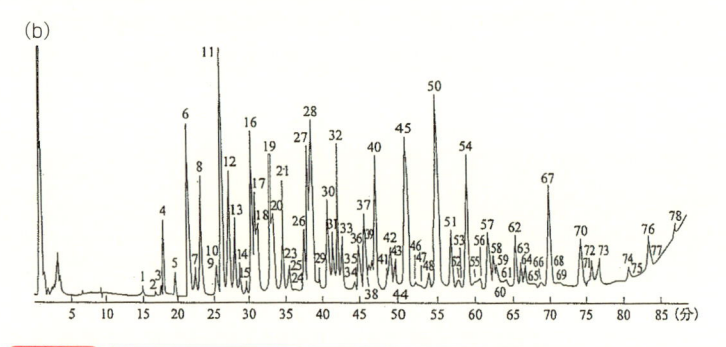

**図 3.4** PCB 混合標準溶液の ECD-GC クロマトグラム

(a) パックドカラム，(b) キャピラリーカラム

ク高の和を比較して定量する方法である．しかし，これらの分析法ではいずれも総 PCB 量は算出できるが，個々の異性体の正確な分別定量は不可能であり，個々の正確な定量にはダイオキシン類の測定と同様に高分解能ガスクロマトグラフ－質量分析計が必要となる．

## 3.1.5
### ダイオキシン類

　ダイオキシン（dioxin）は，ごみの焼却などによる燃焼や薬品類の合成に際して，意図しない副生成物（非意図的生成物）として生じる．ベトナム戦争で用いられた枯れ葉剤中に副成分として微量ながら含まれており，大きな社会問題となった．

ダイオキシンは，単一の化学物質ではなく，2個のベンゼン環が酸素原子2個で結ばれたポリ塩化ジベンゾ-p-ジオキシン（PCDD）と，酸素原子1個で結ばれたポリ塩化ジベンゾフラン（PCDF）に大別できる（**図 3.5**）．それぞれ，分子内の塩素原子数やその位置により PCDD は 75 種類，PCDF は 135 種類の同族体・異性体が存在する．また，コプラナータイプ（共平面構造）のポリ塩化ビフェニル（Co-PCB）もダイオキシンと同様な毒性を示すことから，Co-PCB を含めてダイオキシン類と総称することが多い．これらダイオキシン類の毒性は，同族体または異性体によって異なるため，分析値の毒性を評価する際には最も毒性が強い 2, 3, 7, 8-四塩化ダイオキシン（2, 3, 7, 8-TCDD）の毒性を基準にした相対毒性値（毒性等価係数：TEF）を各異性体濃度に乗じ，その総和を 2, 3, 7, 8-TCDD 毒性等価量（TEQ）に換算している．現在，世界で最も広く採用される TEF は国際毒性等価係数（I-TEF）で，7 種類の PCDD，10 種類の PCDF に，Co-PCB については，4 種類のノンオルト Co-PCB と 8 種類のモノオルト体に TEF が設定されている．

食品や母乳中に含まれるダイオキシン類は ppt レベルであり，農薬などの残留分析と比べてもその分析は極めて困難である．分析装置には高分離能ガスクロマトグラフ（HRGC）／高分解能質量分析計（HRMS）を用いるが，数段階の抽出およびクリーンアップ操作が必要となる（**図 3.6**）．

① **脂肪抽出**：脂肪中にとけ込んでいるダイオキシン類をエーテル・$n$-ヘキサン等の有機溶媒により脂肪とともに液々分配抽出する．

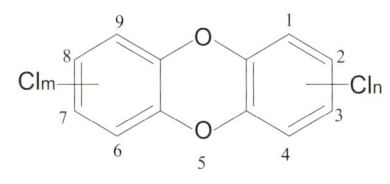

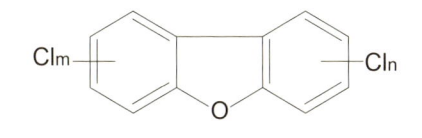

PCDD (polychlorinated dibenzo-$p$-dioxins)  PCDF (polychlorinated dibenzofurans)

**図 3.5** ポリ塩化ジベンゾ-$p$-ジオキシン（PCDD）およびポリ塩化ジベンゾフラン（PCDF）

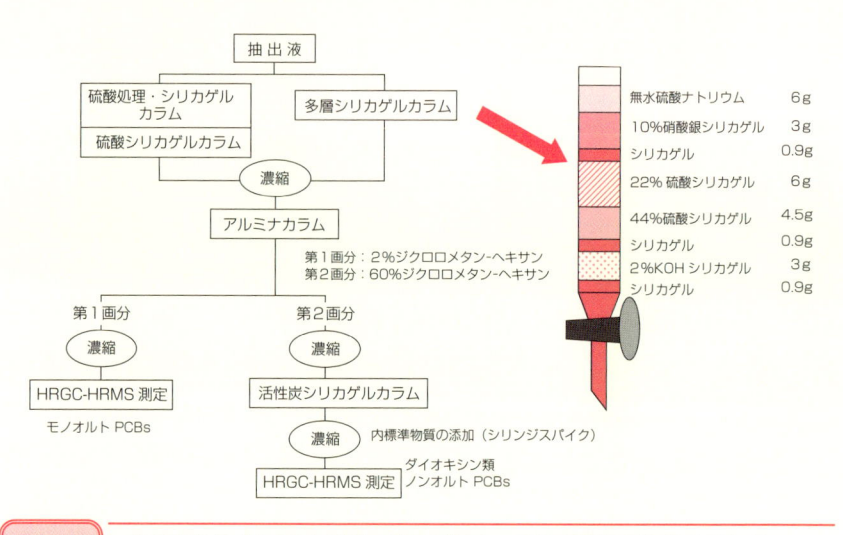

```
                    ┌─────────┐
                    │ 抽 出 液 │
                    └────┬────┘
          ┌──────────────┴──────────────┐
 ┌────────────────┐              ┌──────────────────┐      無水硫酸ナトリウム    6g
 │硫酸処理・シリカゲル│              │ 多層シリカゲルカラム │      10%硝酸銀シリカゲル  3g
 │     カラム     │              └──────────────────┘      シリカゲル          0.9g
 ├────────────────┤                      │               22%硫酸シリカゲル    6g
 │ 硫酸シリカゲルカラム │                     ↓               44%硫酸シリカゲル    4.5g
 └────────┬───────┘                                       シリカゲル          0.9g
        ┌─┴─┐                                             2%KOHシリカゲル    3g
        │濃縮│                                             シリカゲル          0.9g
        └─┬─┘
     ┌────┴────┐
     │アルミナカラム│
     └────┬────┘
         第1画分：2%ジクロロメタン-ヘキサン
         第2画分：60%ジクロロメタン-ヘキサン
    ┌──────┴──────┐
  第1画分         第2画分
   ┌─┐            ┌─┐
   │濃縮│          │濃縮│
   └─┬─┘          └─┬─┘
┌────┴────┐   ┌──────┴──────┐
│HRGC-HRMS測定│   │活性炭シリカゲルカラム│
└─────────┘   └──────┬──────┘
 モノオルトPCBs        ┌─┴─┐
                   │濃縮│   内標準物質の添加（シリンジスパイク）
                   └─┬─┘
              ┌─────┴─────┐   ダイオキシン類
              │HRGC-HRMS測定│   ノンオルトPCBs
              └───────────┘
```

**図 3.6** 食品中のダイオキシン類およびコプラナー PCB の測定方法ガイドライン

② **硫酸処理**：$n$-ヘキサンに溶解した脂肪に濃硫酸を加え，ダイオキシン類以外の多くの有機物質を分解・除去する．

③ **シリカゲルカラムクロマトグラフィー**：硫酸分解処理により除去できない高極性物質・色素類・農薬などを分離・除去する．

④ **アルミナカラムクロマトグラフィー**：低極性 PCB 画分とダイオキシン類画分とを分画する．

⑤ **活性炭カラムクロマトグラフィー**：ダイオキシン（PCDD および PCDF）やノンオルト Co-PCB など平面構造の化合物に対して親和性の高い活性炭を用いて，ダイオキシン類画分からノンオルト Co-PCB 以外の PCB を分離・除去し，PCDD/F とノンオルト Co-PCB の画分を精製する．

なお，前処理操作での最大の問題点は，ダイオキシン類の抽出・クリーンアップ過程でサロゲート物質として，ダイオキシン類の安定同位体（主に $^{13}$C 置換体）を添加しなければならないことであろう．これらは極めて微量レベルで存在するダイオキシン類の測定精度を高めるために添加されるが，$^{13}$C 置換

体の毒性は native のダイオキシン類と同じであり，分析操作での検体の取り扱いや実験室のケミカルハザード対策における注意が必要であり，一般的にはダイオキシン分析専用の実験室で行わなくてはならない．

### 3.1.6 有機スズ化合物

　有機スズ化合物とは，スズ（Sn）とアルキル基あるいはアリール基などが結合した化合物の総称である．スズは４価であることから，アルキル基あるいはアリール基との結合数によりモノ体，ジ体，トリ体およびテトラ体（$RSnX_3$, $R_2SnX_2$, $R_3SnX$ および $R_4Sn$）が存在する．生物活性の強さはトリ体＞テトラ体＞ジ体＞モノ体の順と言われ，アルキル基としてはブチルまたはプロピル基のときが最大とされる．トリアルキルスズは特に生物活性が強いことから，船底や魚網などへの甲殻類や海草の付着を防止するため多用されてきた．しかし，海洋汚染，魚介類への移行残留が問題となり，特に酸化トリブチルスズ（TBTO）による海洋汚染は深刻であり，1990 年に TBTO は"化学物質の審査および製造などの規制に関する法律（化審法）"により第１種特定化学物質に指定された．TBTO よりも毒性あるいは蓄積性の弱い TBTO 以外の 13 種類のトリブチルスズ（TBT）化合物（**図 3.7**）や７種のトリフェニルスズ（TPT）化合物は第２種特定化学物質に指定された．なお，現在，日本においては開放系で使用する有機スズ化合物は業界により生産が自粛されており，海産魚介類中濃度は年々減少している（**図 3.8**）．しかし，海外では今なお未規制の国もあることから，今後も環境中の有機スズ化合物のレベルをモニタリングする必要がある．

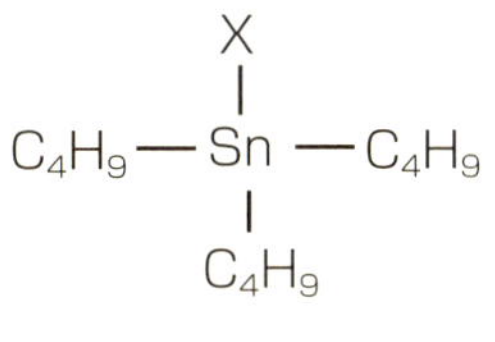

$$C_4H_9 - \underset{\underset{C_4H_9}{|}}{\overset{\overset{X}{|}}{Sn}} - C_4H_9$$

**図 3.7**　トリブチルスズ化合物

X：ハロゲン（Cl, F），アセテート，フタレートなど．

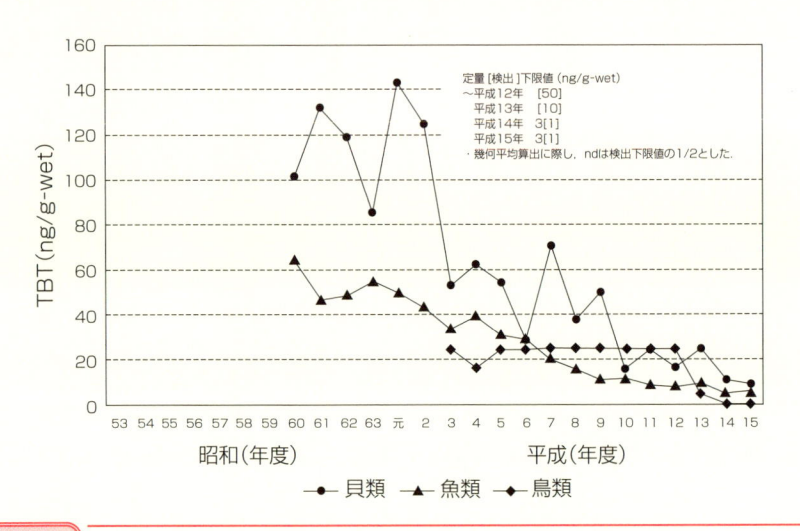

**図 3.8** 海産魚介類および鳥類中のトリブチルスズ化合物（TBT）の推移

　魚介類からの抽出法としては，種々の形態で存在するTBT化合物を塩酸酸性下で塩化物（$R_3SnCl$）とし，エーテル，$n$-ヘキサン，ジクロロメタンなどの有機溶媒で抽出する方法が採用されている．クリーンアップには，アルミナカラムやフロリジルカラムが利用されている．最終的にグリニャール試薬（エチルマグネシウムブロミド試液）を加えて誘導体化し，キャピラリーカラムを用いたGC-FPD（Snフィルター）で検出・定量されている．

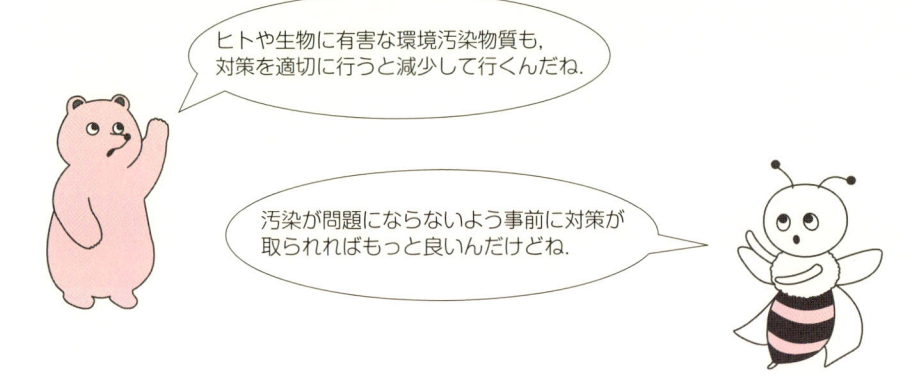

ヒトや生物に有害な環境汚染物質も，対策を適切に行うと減少して行くんだね．

汚染が問題にならないよう事前に対策が取られればもっと良いんだけどね．

## 3.2 残留農薬

　人類が農耕生活を始めて以来，農薬の登場は画期的なものであり，農産物の安定供給に大きな役割を果たしてきた．現在，国内の農薬取締法で登録されている農薬は450種類以上にのぼり，その中で農産物の生産に使用されているものは殺虫剤，除草剤，殺菌剤など約350種類とされ，世界では600種とも700種とも言われている．ヒトにとって病気の治療，予防に医薬品はなくてはならないように，野菜や果実などの農作物を害虫や細菌から守るうえで農薬は不可欠なものとなっている．

　農薬は農産物の安定供給に大きく貢献しているが，その一方では残留問題による食への不安感を招いている．そこで，生産される農産物に農薬が残留することがないよう農薬取締法では使用規制が，収穫されてからは食品衛生法で残留規制が課せられている．すなわち，農作物への農薬の使用は，農薬取締法により対象作物，適用病害虫，使用量，使用時期，使用回数などの使用方法が規制され，生産される農産物が食品衛生法により定められた残留基準値を超えることがないよう規制されている（**図3.9**）．なお，近年の農薬の需要量は作付面積の減少に加え，農薬の高品質化により少量散布が可能となり，農薬の生産量は減少傾向にある（**図3.10**）．

### 3.2.1 農薬の残留規制とその変遷

　我が国では安全な農産物を確保するため，食品衛生法により農薬が農産物中に残留することがないよう強く規制されてきた．最初の規制は，1968年（昭和43年）3月にBHCやDDTなど5種類の農薬に残留基準値が設定され，その後規制対象農薬数は増えた（1992年で26種類）．その後，規制対象農薬数

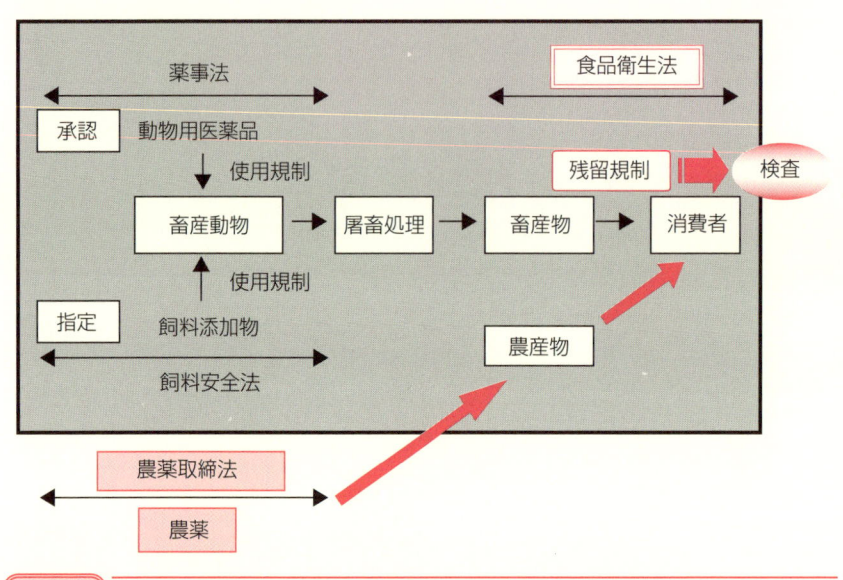

図 3.9　農・畜水産物中の農薬，動物用医薬品の安全性確保の概要

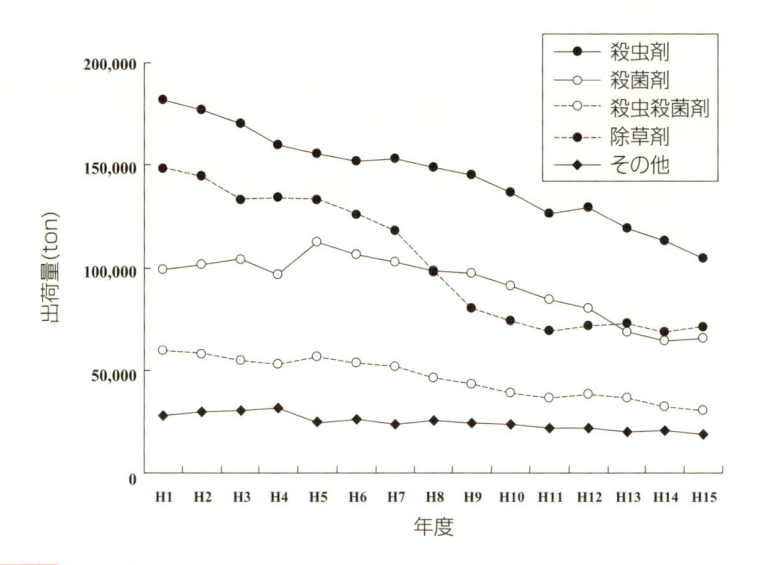

図 3.10　日本における農薬出荷量の推移

## Chapter 3　食品中の危害化学物質

**施行前の規制**

規制対象外
- 250種の農薬
- 33種の動物薬

**ポジティブリスト制度導入後（H18.5.29）**

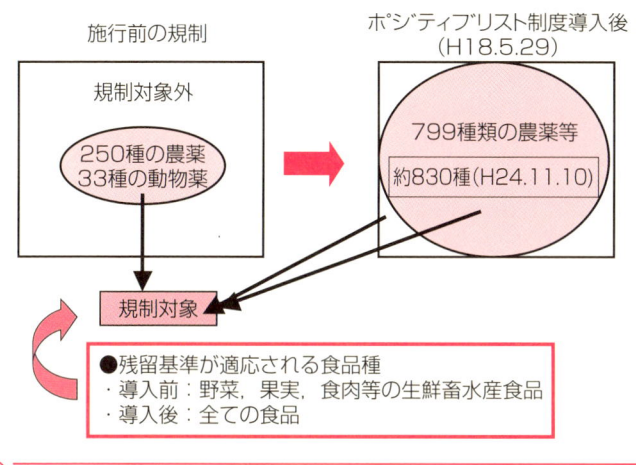

799種類の農薬等
約830種（H24.11.10）

規制対象

● 残留基準が適応される食品種
・導入前：野菜，果実，食肉等の生鮮畜水産食品
・導入後：全ての食品

**図 3.11** ポジティブリスト制度導入前後の規制概要

---

が大きく増えたのはガットウルグアイ・ラウンドによる国際的ハーモナイゼーションの合意形成以降であり，ポジティブリスト制度が導入される 2006 年まで 250 種類の農薬に残留基準値が設定された．ポジティブリスト制度が施行された今日では，農薬，動物用医薬品などを合わせ 800 種以上に残留基準が設定されている（**図 3.11**）．

2006 年（平成 18 年）5 月，残留基準が設定されていない農薬・動物用医薬品などを含む食品の流通を禁止する「ポジティブリスト制度」が施行された．ポジティブリスト制度とは，原則的にすべての農薬・動物用医薬品などを規制対象としたうえで，食品に含まれても許容される量をリスト（残留基準値）として示す方式である．これに対比される方式としてネガティブリスト制度がある．ネガティブリスト制とは，原則的に規制されるものだけがリストとして示される方式である．したがって，リストに収載されていない農薬・動物用医薬品が検出されても規制対象とはならず，問題とされていたものである．

### 3.2.2
#### 残留分析法（一斉試験法）

残留農薬の検査では，野菜や食肉中に残留する農薬はごく微量であり，脂

質，炭水化物，タンパク質などの食品成分を除去し，農薬を効率よく濃縮・精製する前処理法が求められる（**図 3.12**）．また，農薬を選択的かつ高感度に検出できる測定法では，農薬が揮発性に富む化学物質であるものが多いことから，ガスクロマトグラフ法（GC），ガスクロマトグラフ／質量分析法（GC-MS）が汎用されている．最近では質量分析計（MS）を検出器に用いた高速液体クロマトグラフィー質量分析法（LC-MS/MS）が残留農薬の一斉試験法として汎用されている（**図 3.13**，**図 3.14**）．

公定試験法の中には官報に「告示」として掲載される「告示試験法」と，厚生労働省主管課長などから「通知」として示される「通知試験法」がある．現在，残留農薬分析法として約 210 通りの個別試験法と次に示す 5 つの一斉試験法（農作物を対象とした一斉試験法＝3 試験法，畜水産物を対象とした一斉試験法＝2 試験法）が通知されている．

① GC-MS による農薬等の一斉試験法（農作物）
② LC-MS による農薬等の一斉試験法Ⅰ（農作物）
③ LC-MS による農薬等の一斉試験法Ⅱ（農作物）
④ GC-MS による農薬等の一斉試験法（畜水産物）
⑤ LC-MS による農薬等の一斉試験法（畜水産物）

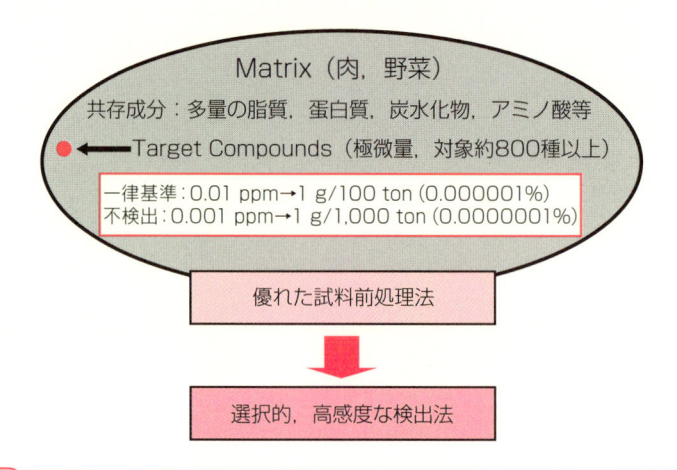

Matrix（肉，野菜）
共存成分：多量の脂質，蛋白質，炭水化物，アミノ酸等
● ← Target Compounds（極微量，対象約 800 種以上）
一律基準：0.01 ppm → 1 g/100 ton（0.000001%）
不検出：0.001 ppm → 1 g/1,000 ton（0.0000001%）

優れた試料前処理法
↓
選択的，高感度な検出法

**図 3.12** 　農薬・動物用医薬品の残留分析法

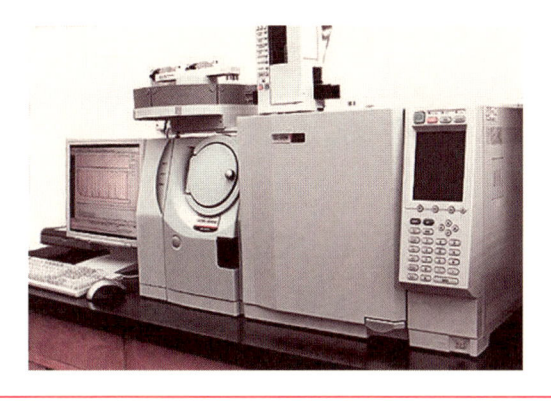

| 図 3.13 | 代表的な GC-MS 装置 |

| 図 3.14 | 代表的な LC-MS 装置 |

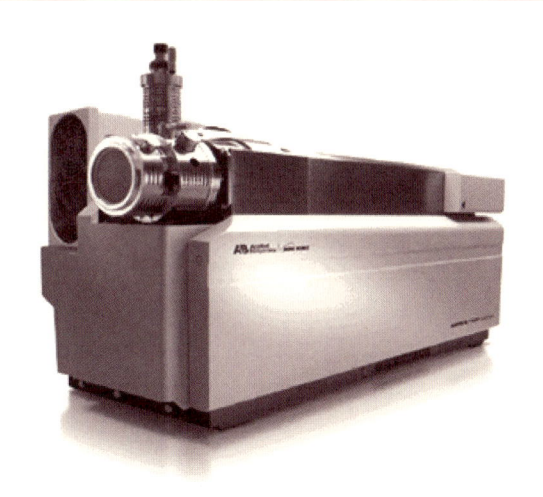

　農作物を分析対象とした一斉試験法は 3 通りで，GC-MS を用いた一斉試験法は，約 260 品目を，LC-MS を用いた一斉試験法 I および II では，それぞれ約 100 および 60 品目を分析対象としている．分析法の概要は，試料からアセトニトリル抽出後，グラファイトカーボン／アミノプロピルシリル化シリカゲル積層カートリッジで精製した後に GC-MS あるいは LC-MS で検出・定量されている（**図 3.15**）．なお，脂質の多い穀類や果実類はオクタデシルシリル化シリカゲル（ODS）カートリッジによる操作後に，グラファイトカーボン／

アミノプロピルシリル化シリカゲル積層カートリッジで精製されている．なお，一斉試験法Ⅱは，グラファイトカーボン／アミノプロピルシリル化シリカゲル積層カートリッジに吸着され，回収率の十分でない農薬を対象とした方法である．試験法の概略は，アセトニトリル抽出後，シリカゲルカートリッジにより精製し，LC-MSで測定されている．

　一方，畜水産物を分析対象とした一斉試験法は2通りで，測定にGC-MSを用いた一斉試験法は，約150品目，LC-MSを用いた方法は約45品目を分析対象としている．分析法の概要は，固体試料はアセトン－ヘキサン（1:2）で，液体試料はアセトニトリルで抽出する．その後，ゲル浸透クロマトグラフィー（GPC），エチレンジアミン-$N$-プロピルシリル化シリカゲル（PSA）カートリッジで精製し，GC-MSあるいはLC-MSで測定されている．

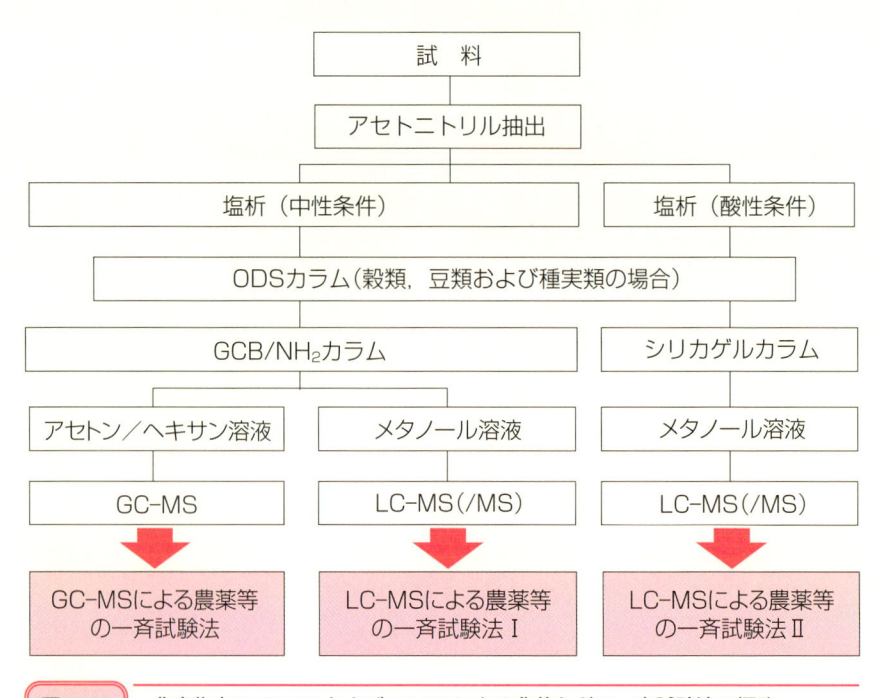

**図3.15**　農産物中のGC-MSおよびLC-MSによる農薬などの一斉試験法の概略

## 3.2.3 個別試験法

平成24年11月現在，約210通りの個別試験法が公定法として示されている．抽出溶媒としては，主にアセトンが多用されている．野菜や果物などの低脂肪性試料を対象とした前処理には，アセトンやアセトニトリルなどの有機溶媒で抽出後，フロリジルやシリカゲル，その他種々の充填剤を用いた固相抽出法によるクリーンアップが行われている．一方，脂質が比較的多く含まれる穀類や豆類は，固相抽出法によるクリーンアップに先行し，アセトニトリル-ヘキサン分配やGPCによる脱脂操作が用いられている．

### (1) 有機塩素系農薬

1938年，DDTの殺虫性の発見がその後の有機合成農薬の幕開けとなった．有機塩素系農薬は炭素，水素，塩素からなる化合物で，狭義には有機合成農薬の端緒となったDDT，BHC，ディルドリンなどの殺虫剤を指す．有機塩素系殺虫剤は化学的に非常に安定でかつ脂溶性が高いため，農作物への残留や環境汚染が社会問題となり，1960年代後半より先進諸国ではその使用が規制あるいは禁止され，汚染レベルは改善されている．しかし，毒性および残留性が強いことから，現在でも農産物から検出されている．有機塩素系農薬は脂溶性の高い非極性化合物であることから，野菜や果物などの低脂肪性試料を対象とした前処理には，アセトンやアセトニトリルなどの有機溶媒で抽出後，フロリジル，シリカゲル，アルミナ，ENVI-Carbカートリッジを用いた固相抽出法(SPE)によるクリーンアップが行われている．一方，脂質が比較的多く含まれる穀類や豆類は，固相抽出法によるクリーンアップに先行し，アセトニトリル-ヘキサン分配やGPC（gel permeation chromatography）などの脱脂操作が必要である．測定は，ハロゲン化合物に対して高感度な電子捕獲型検出器(ECD)付きGCにより検出する方法が汎用されている．

### (2) 有機リン系農薬

現在，世界で最も広く利用されている農薬で，炭素，水素およびリンが結合した構造からなる．1945年にパラチオンが開発され，急速的に普及したが，

人畜に対する毒性が強いことから，現在では低毒性で選択性の高い有機リン系農薬が使用されている．

食品からの抽出は有機塩素系農薬と同様にアセトンなどの有機溶媒による方法が一般的である．しかし，有機リン系農薬は極性の低いものから高いものまであるため，クリーンアップにフロリジルを用いたクリーンアップ法を採用すると吸着されて溶出されない農薬が存在する．そこで，脂質含量の少ない野菜や果実類は，フロリジルを用いたクリーンアップ法を行わず，ヘキサンあるいは酢酸エチル–ヘキサン混液などで抽出する操作のみで分析されるケースが多用されている．もちろん，脂質含量の多い食品ではアセトニトリル–ヘキサン分配やGPCなどの脱脂操作が必要となる．測定はリン化合物を選択的かつ高感度に検出する炎光光度検出器（FPD）を用いたGCが汎用されている．しかし，タマネギやニンニクなどの有機硫黄化合物を多量に含むアリウム属野菜は，他の食品と同様の前処理法では多くの妨害ピークが出現する．このため，凍結処理などによりクロマトグラム上妨害を与える有機硫黄化合物を生成する酵素の活性を抑制する前処理法が必要となる．

### (3) *N*–メチルカーバメート系農薬

オキサミル，メソミル，アルジカルブなどの*N*–メチルカーバメート系農薬は，分子内に窒素原子を有していることから，含窒素農薬の分析に汎用されている窒素リン検出器（NPD）を用いたGC法による分析も可能である．しかし，*N*–メチルカーバメート系農薬の多くはGCの注入口で熱分解されやすいことから，ポストカラム誘導体化–HPLC法が汎用されている．野菜，果実などからアセトンなどにより抽出後，オルトフタルアルデヒド（OPA）を用いてポストカラム蛍光誘導体化後，蛍光検出器（励起波長339 nm，蛍光波長445 nm）により測定されている．

近代農業には有機塩素系，有機リン系，*N*–メチルカーバメート系農薬など，数多くの農薬が利用されており，それらを高率的に測定するために厚生労働省は1997年に「残留農薬迅速分析法」を通知している（**図 3.16**）．

Chapter 3 食品中の危害化学物質

```
          試 料
            │
         アセトン抽出
            │
         ケイソウ土カラム
            │
      ゲル浸透クロマトグラ
         フィー（GPC）
          ┌─┴─┐
    シリカゲルカラム    塩酸処理
       │         ┌───┼───┐
   フロリジルカラム    │    │    │
       │         │    │    │
  有機塩素系農薬  有機リン系農薬  N-メチルカルバ  ピリミカーブ
  ピレスロイド系農薬 窒素系農薬   メート系農薬
       │         │         │         │
     GC-ECD    GC-FPD(P)   LC-FL      LC-UV
              GC-NPD     (ポストカラム)
```

**図 3.16** 農産物中の有機塩素系，有機リン系，N-メチルカーバメート系農薬などの一斉試験法の概略

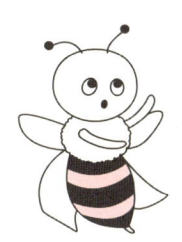

---

平成18年にポジティブリスト制度が実施されて，すべての農薬，動物用医薬品が規制されたようだけど，実施前はどうなっていたの？

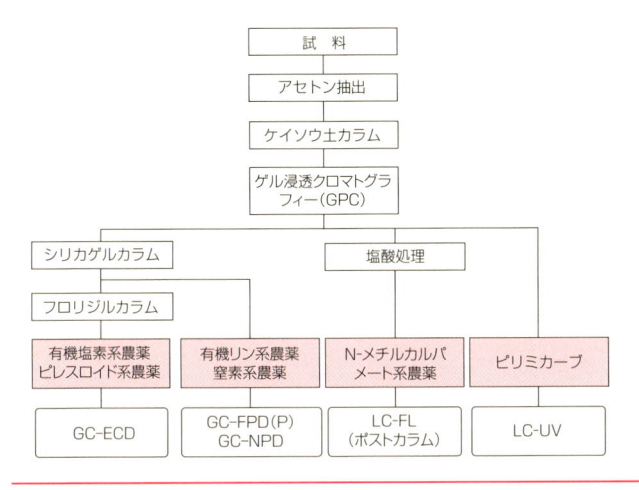

規制されるものだけがリスト化されたネガティブリスト制度と言われているよ．リストに無いものが検出されても規制出来ないことが問題だったんだって．

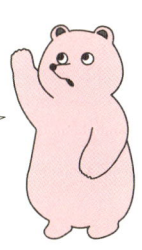

## 3.3 動物用医薬品・飼料添加物

　牛, 豚などの畜産動物やブリ, マダイなどの養殖魚は生き物であり, 生理に反した過密飼育下では病気にかかりやすくなっている. したがって, 高い生産性を得るためには畜水産動物を疾病から守る必要があり, このために用いられる医薬品を「動物用医薬品」と呼ぶ. 動物用医薬品は「薬事法」により規制されており, 使用目的により

① 抗菌性物質（抗生物質と合成抗菌剤）
② ホルモン剤
③ 寄生虫用剤

の三つに分類される.
　一方, 治療を目的としたものではなく, 飼料効率の改善や成長促進を目的に飼料に混ぜて用いられる薬剤を「飼料添加物」と呼び,「飼料の安全性の確保および品質の改善に関する法律（飼料安全法）」により規制されている. たとえば, テトラサイクリン系抗生物質であるオキシテトラサイクリンは, 動物用医薬品として, また飼料添加物として用いられている. 治療を目的として動物用医薬品として用いられる場合は, 短期間, 高用量投与で使用され, 飼料添加物として用いられるときは, 疾病の治療・予防を目的としたものではないことから, 長期間, 低用量投与されている.
　このように畜水産動物の疾病の予防および治療を目的に多くの動物用医薬品や飼料添加物などの薬物が使用されている. しかし, 使用した薬物の畜水産物への残留が食品衛生上問題となっており, 動物用医薬品などの適正な使用が求められている. そこで我が国では, 生産段階において「薬事法」および「飼料

安全法」により動物用医薬品や飼料添加物の適正使用を義務づけ，畜水産物中に薬物が残留することがないように規制している．さらに，と畜処理あるいは水揚げされて畜水産物となった段階では「食品衛生法」により残留規制が行われ，畜水産物の安全性確保が図られている（図3.9）．

### 3.3.1
#### 微生物学的試験法

残留動物用医薬品の分析法を大別すると微生物学的試験法と理化学的試験法に大別される．微生物学的試験法は，抗生物質が有する微生物の増殖を抑制する作用（抗菌作用）を利用した分析法であり，阻止円の有無およびその大きさを測定することにより，試料中の抗菌性物質の有無とその量を測ることができる．日常検査法としては，1994年に示された「畜水産食品中の残留抗生物質簡易検査法および分別推定法」が汎用されている（図3.17）．本法は試験菌に多くの抗生物質に対して感受性を示す3菌株，*B. subtilis* ATCC 6633，*M. luteus* ATCC 9341，*B. mycoides* 11778 を採用している．微生物学的試験法は試料の前処理が簡易であり，かつ多数の検体を一度に検査できることから，抗菌性物質の残留の有無をスクリーニングする手法として有用である．しかし，微生物学的試験法では，抗菌性の有無を確認できても，抗菌性物質を特定できない．さらに，検出感度の低い薬物が多いことも課題とされている．

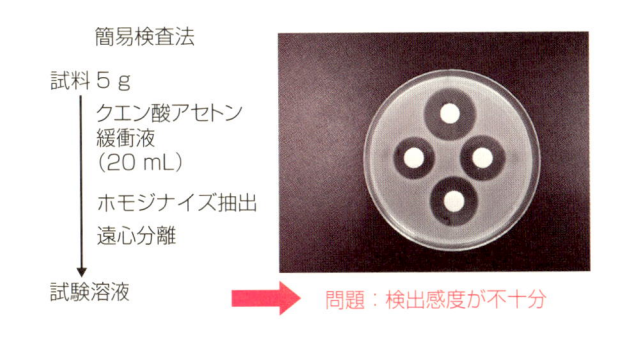

図 3.17　微生物学的試験法（通知試験法）

## 3.3.2
### 理化学的試験法

　今日では分析機器を用いた理化学的試験法が残留動物用医薬品検査に汎用されている．分析機器の中では，HPLCのハード，ソフト面の発展に伴い，さまざまな原理の検出器が開発されてきた（**図3.18**）．実用性の高い検出器としては，UV，蛍光および電気化学検出器（ECD）などが用いられている．蛍光検出器やECDは選択性が高く，検出感度も優れているが，分析対象化合物が発蛍光性あるいはフェノール性水酸基などを有する電気化学的に活性な物質に限定される．キノロン系抗菌剤は発蛍光性の薬剤が多いことから，蛍光検出器を用いた分析法が有効である．しかし，動物用医薬品の多くは発蛍光性ではなく，電気化学的にも不活性な薬剤が多いことから，汎用性の高いUV検出器が残留分析に多用されてきた．しかし，UV検出器は選択性に欠ける面があり，分析試料が夾雑成分の多い肝臓では分析困難となる場合が多い．また，UV吸収の低い薬剤をどのようにして分析可能にするかも重要な課題となる．このような場合，検出感度および選択性の向上を目的に，蛍光ラベル化などの誘導体化法が有効である．

　最近では検出器に質量分析計（MS）を用いた高速液体クロマトグラフ／質量分析計（LC-MS(/MS)）が最も汎用されている．残留農薬の検査では，農

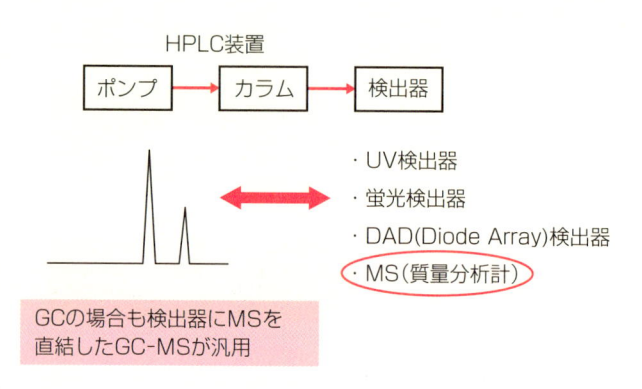

**図3.18**　検査に汎用されている理化学的分析法

薬は揮発性に富む化学物質が多いことから，ガスクロマトグラフ法（GC），ガスクロマトグラフ／質量分析法（GC-MS）が汎用されている．しかし，動物用医薬品の多くは揮発性に乏しいものが多いことから，GC，GC-MS 法はほとんど用いられていない．

### 3.3.3
#### 一斉試験法

ポジティブリスト制度施行後の通知試験法として，動物用医薬品，飼料添加物を分析対象とした3通りの一斉試験法（HPLC による動物用医薬品などの一斉試験法 I～III）と，約30通りの個別試験法が示されている．一斉試験法は，いずれも HPLC によるとしているが，分析手法としては LC-MS(/MS) を想定したものと言える．それぞれの分析対象化合物数は，一斉試験法 I＝104項目（107 成分），II＝66 項目（68 成分），III＝29 項目（33 成分）となっている．

**(1) HPLC による動物用医薬品などの一斉試験法 I**

試験法の概要は，動物用医薬品を試料からアセトニトリルで抽出し，脂質および脂溶性夾雑物質は $n$-ヘキサンで除き，水および水溶性夾雑物質は無水硫酸ナトリウムで除いた後，LC-MS で測定する方法である．なお，溶出法には，分析項目が多いことからグラジエント溶出法を採用している．

**(2) HPLC による動物用医薬品などの一斉試験法 II**

本試験法は，一斉試験法の中で HPLC-UV 法による測定も可能としたものである．試験法の概略は，合成ケイ酸マグネシウム（フロリジル）カラムクロマトグラフィーおよびオクタデシルシリル化シリカゲル（ODS）カラムクロマトグラフィーを用いた精製により，夾雑物質の影響を少なくしていることから UV 検出器の利用を可能としている．なお，精製にフロリジルカラムクロマトグラフィーを用いていることから，金属との相互作用の強いテトラサイクリン系抗生物質やキノロン剤は分析対象となっていない．本法は，精製効果においては優れているが，操作が煩雑な点が難点と言える．

### (3) HPLC による動物用医薬品などの一斉試験法Ⅲ

　本試験法は，アセトニトリル–メタノール–0.2% メタリン酸（2：2：6）混液で試料から薬剤を除タンパクと同時に抽出し，ポリマー系逆相カートリッジ Oasis HLB でクリーンアップして試験溶液を調製し，LC-MS(/MS) で測定する方法である（**図 3.19**）．一斉試験法Ⅰ，Ⅱでは，分析対象となっていないテトラサイクリン系抗生物質（テトラサイクリン，オキシテトラサイクリン，クロルテトラサイクリンおよびドキシサイクリン）が分析対象として含まれている．一斉試験法の中で分析対象化合物数は 29 項目（33 成分）と少ないが，分析対象となっていない成分でも分析可能なものも多い．

## 3.3.4
### LC-MS(/MS) による分析の留意点

LC-MS 分析で注意する点として

① 　移動相に用いる pH 調整剤の制限
② 　イオン化に及ぼすマトリックスの影響

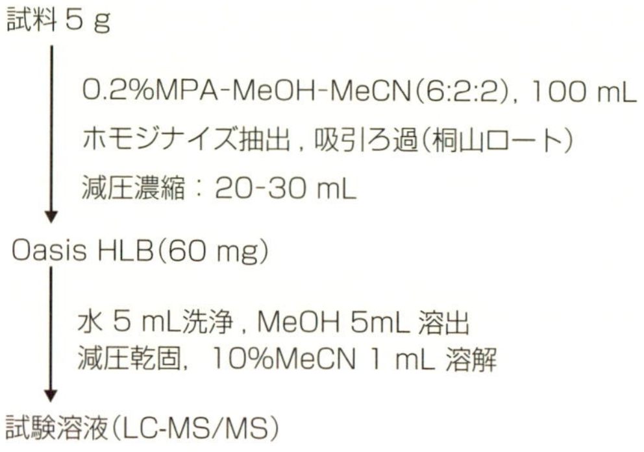

試料 5 g
↓ 0.2%MPA-MeOH-MeCN(6:2:2), 100 mL
　ホモジナイズ抽出，吸引ろ過(桐山ロート)
　減圧濃縮：20-30 mL
Oasis HLB(60 mg)
↓ 水 5 mL 洗浄, MeOH 5mL 溶出
　減圧乾固, 10%MeCN 1 mL 溶解
試験溶液(LC-MS/MS)

**図 3.19**　HPLC による動物用医薬品等の一斉試験法Ⅲの概略

が挙げられる．

　通常，HPLCの移動相にはリン酸ナトリウムや酢酸ナトリウムなどの不揮発性のpH調整試薬が多用されている．しかし，LC-MSにおいての使用は好ましくない．これらのpH調整試薬がイオン導入口であるスキマーコーンや噴霧部に吸着し，析出することにより，目詰まりを生じさせるためである．一般にLC-MSのpH調整には，酢酸，ギ酸，トリフルオロ酢酸など揮発しやすい酸が汎用されている．一方，イオン化を促進するギ酸アンモニウムや酢酸アンモニウムといった揮発性の緩衝剤も多用されている．

　次に留意すべき点は，イオン化に及ぼすマトリックスの影響である．LC-MSのイオン化では，目的化合物が試料中の共存成分（マトリックス成分）とともに溶出されると，イオン化の過程で「イオンサプレッション（イオン化抑制）」または「イオンエンハンスメント（イオン化促進）」と呼ばれる現象が生じやすい．このことがLC-MSの定量性において最も問題とされている現象である．本現象を解決する手段として，安定同位体標識内部標準品を用いる方法がある．しかし，入手可能な安定同位体標識内部標準品のある薬剤が少ないのが現状である．そこで，前処理法によりマトリックスによる影響が見られない程度までクリーンアップして試験溶液を調製するか，調製した試験溶液に標準品を添加して作成した「マトリックス検量線（標準添加法）」の利用が有効である．

> 食品に含まれる農薬や動物用医薬品を分析するためにいろいろな分析法が使われているんだね．

> 微生物を使ったり，液クロやガスクロ，最近では液クロの検出器に質量分析計（MS）がつながれたLC-MS/MSが一番使われているんだって．

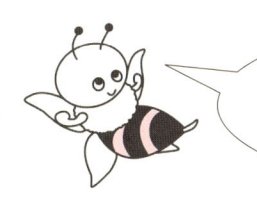

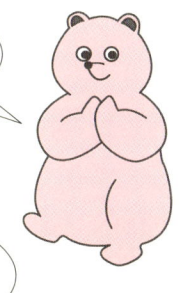

## 3.4 自然毒(動物性自然毒,植物性自然毒,カビ毒)

　食品の原材料である動植物の中には,有毒な成分を含むものがある.動物性の主なものにはフグ毒テトロドトキシンや貝毒サキシトキシンがあり,植物性としてはキノコ毒やジャガイモ中のソラニンがある.また,カビが産生する有毒代謝物アフラトキシンは天然に存在する化学物質の中で最も発癌性の強い物質とされている.これら自然毒により引き起こされる中毒症も少なくなく,食品中の自然毒成分の有無を確認することは食品衛生上極めて重要なことである.

### 3.4.1 動物性自然毒

　魚介類由来の有毒化物質はプランクトン(有毒渦鞭毛藻)類に由来し,食物連鎖により摂食した生物に蓄積され毒化する.動物性自然毒による中毒は,魚介類による食中毒が主で,特にフグに含まれるテトロドトキシンによる中毒は致死率が高い.フグ毒による中毒は冬期,麻痺性貝毒や下痢性貝毒による中毒は夏期に多い.温暖な水域では,シガテラによる食中毒が多発している.

**(1) フグ毒テトロドトキシン(Tetrodotoxin : TTX)**

　フグ毒テトロドトキシン(TTX)の化学構造を図3.20に示す.TTXは有機溶媒や水に不溶であるが,含水アルコールや酸性溶液には可溶である.弱酸性溶液中では加熱に対して安定で,一般的な調理加熱では分解しない.しかし,中性からアルカリ溶液中での加熱には不安定である.ヒトの致死量はテトロドトキシンに換算して1~2 mgと推定されている.

　TTXは,魚貝毒の代表であり,古くから多数の人命を奪ってきた.現在に

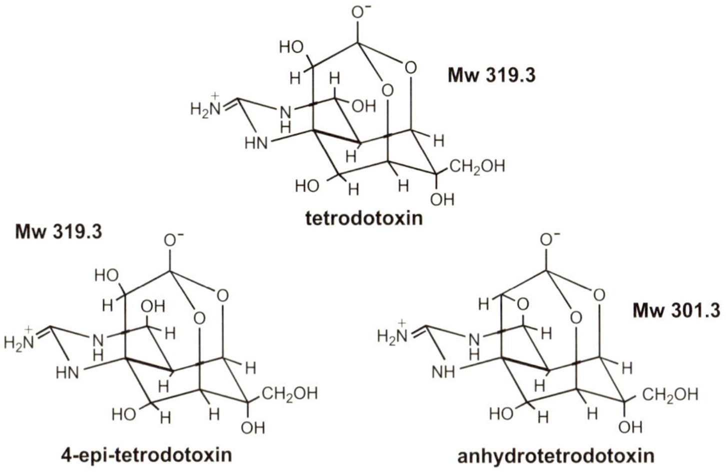

**図 3.20** フグ毒テトロドトキシンと類縁体の化学構造

おいても国内における食中毒死亡者の半数近くを占めており，食品衛生上最も危害度の高い物質である．したがって，簡便で精度の高い TTX の分析法が必要とされている．

現在，フグ毒の定量には，マウスを用いた生物的試験法が公定法として採用されている．この試験法の概略は，フグ組織試料から 0.1% 酢酸で加熱抽出し，ろ過して試験溶液を調製する．調製した試験溶液 1 mL をマウス腹腔内に投与し，マウスの致死時間から毒量（マウスユニット（MU））を測定する．フグ毒の場合，体重 20 g のマウスを 30 分間で死亡させる毒量を 1 MU と定義し，TTX 0.22 μg に相当する．組織 1 g あたり 10 MU を超えるものは食用不適と判断する．

しかし，マウス試験法は TTX そのものを評価するものではなく，分析精度に劣る面があり，試験に動物を使用する倫理上の問題もある．このことから，マウス試験法に代わりうる理化学的試験法が開発されている．TTX の理化学的分析法として蛍光検出器を用いたポストカラム法が報告されている．本法は検出感度も高く，TTX の分析法として汎用されているが，分析操作がやや煩

雑である．最近では，HPLC の検出器に質量分析計（MS）を直結した高速液体クロマトグラフィー質量分析法（LC-MS）が汎用されている．

## （2）麻痺性貝毒（Paralytic Shellfish Poison：PSP）

サキシトキシン（図 3.21）をはじめとする麻痺性貝毒（PSP）は水溶性で，中性あるいは弱酸性溶液中では加熱に対して安定であるが，アルカリ性では不安定である．ヒトの致死量はサキシトキシン換算で 1〜2 mg と推定され，TTX とほぼ同じ強毒性化合物である．

麻痺性貝毒の検査は，TTX と同様，マウス毒性試験法が公定法とされている．組織試料から 0.1 mol/L 塩酸で加熱抽出した試験液をマウスに腹腔内投与し，マウスの致死時間からマウスユニットに換算して毒量を測定する．麻痺性貝毒の場合，体重 20 g のマウスを 15 分間で死亡させる毒量を 1 マウスユニット（MU）と定義する．TTX と同様にマウス試験法は PSP そのものを評価するものではないことから，毒成分の分析には TTX と同様に HPLC-蛍光検出法や LC-MS 法が汎用されている．また，検査法として ELISA 法（酵素免疫測定法）も開発されている．

## （3）下痢性貝毒（Diarrheic Shellfish Poison：DSP）

図 3.22 に示した下痢性貝毒オカダ酸（OA），ジノフィシストキシン（DTX）は脂溶性のポリエーテル化合物である．下痢性貝毒の中毒症状は，主に下痢であり，TTX や PSP のように死亡例はほとんどないとされている．下痢性貝毒の公定法による検査は，マウス毒性試験法で行われている．組織試料

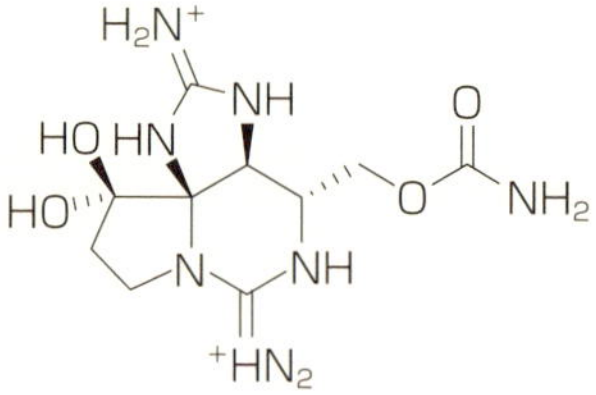

**図 3.21**　麻痺性貝毒サキシトキシンの化学構造

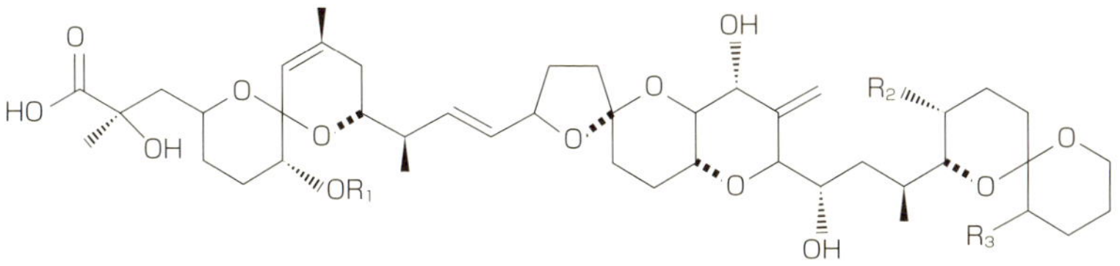

| 毒成分 | $R_1$ | $R_2$ | $R_3$ |
|---|---|---|---|
| オカダ酸 | H | $CH_3$ | H |
| ジノフィシストキシン1 | H | $CH_3$ | $CH_3$ |
| ジノフィシストキシン2 | H | H | $CH_3$ |

**図 3.22** オカダ酸およびジノフィシストキシンの化学構造

からアセトンで抽出し，ジエチルエーテルと水で溶媒分画したエーテル層を減圧濃縮する．濃縮物を1% Tween 60 生理食塩水に溶解して，マウスに腹腔内投与し，24時間後にマウスの生死を観察する．下痢性貝毒の場合，体重16～20 g のマウスを24時間で死亡させる毒量を1マウスユニット（MU）と定義する．TTX，PSPと同様に毒成分の分析にはLC-MS法が採用されている．オカダ酸とジノフィシストキシン群を検出するELISA法やタンパク質脱リン酸化酵素阻害活性を利用したキットも開発され，市販されている．

### 3.4.2
#### 植物性自然毒

毒性獲得の理由は，種子や実，若芽が動物や昆虫，鳥類などの餌となることを抑止することが目的とされている．致死性の物質から，下痢程度の症状で済むものまで幅が広い．植物性自然毒による食中毒のほとんどはキノコによる．症状は胃腸型中毒症状，コレラ様症状，脳症状の3種があり，発生時期は秋季に集中する．キノコ以外にはアルカロイド系の物質を含有する草花によるもので，代表的な植物性自然毒にはトリカブトのアコニチン，ジャガイモのグリコ

アルカロイド（ソラニン），青梅に含まれる青酸配糖体アミグダリンなどがある．

## (1) キノコ毒

　日本で1990～2010年の過去20年間に発生したキノコ毒食中毒は，各年による変動が大きいが発生件数は年平均約50件，患者数は約200人である．中毒原因となる毒キノコとしてはツキヨタケ，クサウラベニタケ（**図3.23**）が代表で，この2種類の毒キノコで全発生件数の過半を占めている．主症状は嘔吐，下痢などの消化器症状であり，死に至るケースはほとんどない．致死性の猛毒性キノコとしてはドクツルタケ，シロタマゴテングタケやタマゴテングタケが代表である．ここでは，ツキヨタケの毒性分であるイルジンS（Illudin S：**図3.24**）の分析法について触れることにする．イルジンSをメタノールで抽出し，メタノールを除去した後に酢酸エチルに転溶する．酢酸エチルを減圧乾固し，残留物を酢酸エチル–ヘキサン（1：4）に溶解後，フロリジルカラムを用いて精製して試験溶液とする．測定にはグラジエント溶出法によるLC-MSが用いられている．

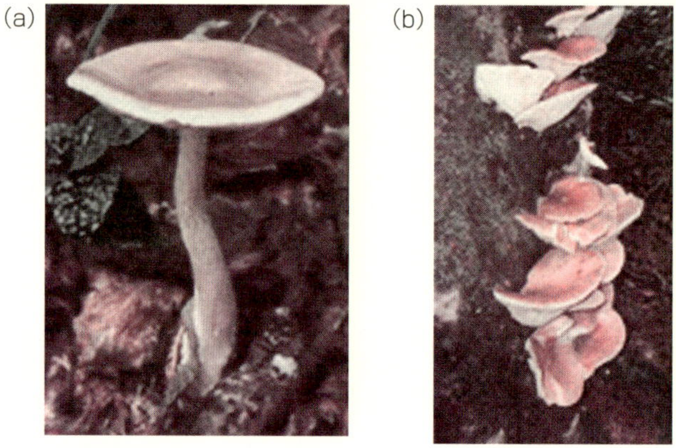

**図3.23** 代表的な毒キノコ
(a) クサウラベニタケ，(b) ツキヨタケ

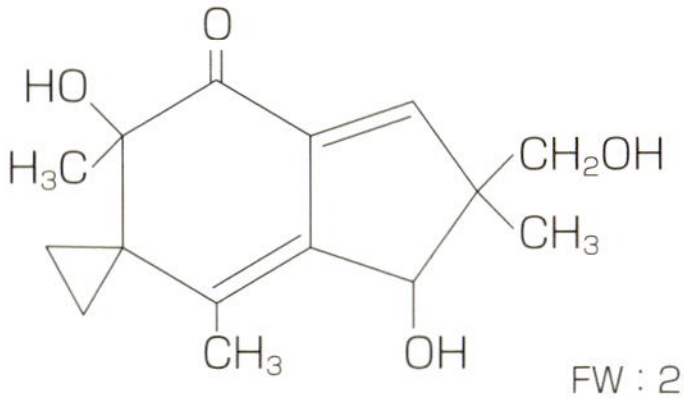

**図 3.24** イルジン S（Illudin S）の化学構造

## (2) ソラニン

　ジャガイモは収穫・購入後，新鮮なうちに食べ，長期間保存しない．保存する場合は冷暗所に置き，芽の出やすい環境（高温，明所）に放置しない．光に当たって皮がうすい黄緑～緑色になったイモの表面の部分，芽が出てきたイモの芽および付け根部分などにソラニンなど（図 3.25）のアルカロイド配糖体が含まれるので，このようなものは食べない．ソラニン類は水に溶けやすいので，蒸す料理ではなく，ゆでる調理方法をとると中毒する確率が減るが，熱によっては分解されない．

　ジャガイモの可食部分は，100 g あたり平均 7.5 mg（0.0075 g）のソラニンやチャコニンを含んでいて，そのうち 3～8 割が皮の周辺にある．一方，光に当たって緑色になった部分は 100 g あたり 100 mg（0.1 g）以上のソラニンやチャコニンを含んでいるといわれている．また，芽や傷のついた部分にもソラニンやチャコニンが多く含まれる．体重が 50 kg の人の場合，ソラニンやチャコニンを 50 mg（0.05 g）摂取すると症状が出る可能性があり，150 mg～300 mg（0.15 g～0.3 g）摂取すると死亡する可能性がある．

　ソラニンの分析法であるが，ジャガイモからメタノールでソラニンを抽出し，ODS（C 18）カートリッジで精製して試験溶液を調製する．調製した試験溶液を UV（210 nm 付近）検出器付き HPLC で測定する．最近では LC-MS，LC-MS/MS による測定も多用されている．

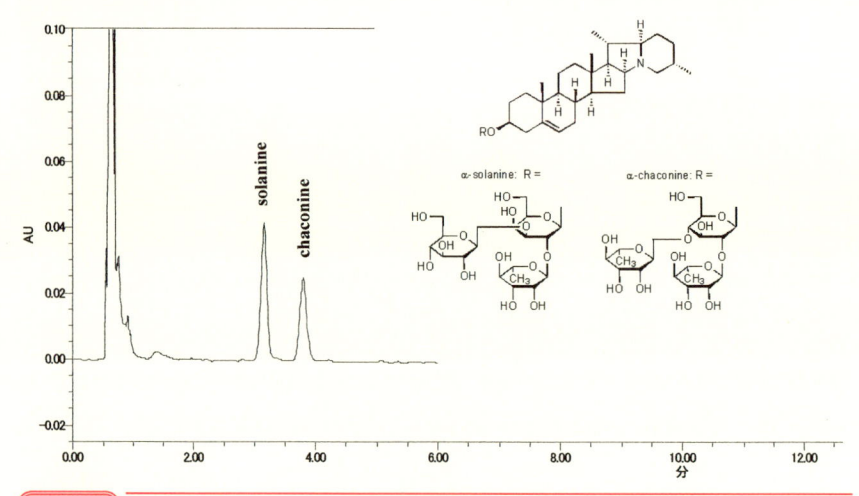

**図 3.25** ソラニン，チャコニンの化学構造と LC クロマトグラムの一例

HPLC 測定条件
カラム：L-column ODS（2.1×150 mm）
カラム温度：40℃
移動相：0.01 mol/L リン酸緩衝液（pH 7.6）－アセトニトリル（40：60）
検出波長：UV（205 nm）
流速：0.35 mL/min

### 3.4.3
**カビ毒**

　カビの産生する代謝物の中で，ヒトおよび動物に対して有害な作用を与える有毒化合物を総称してカビ毒（マイコトキシン）と言う．アフラトキシン，オクラトキシン，フモニシンを含め，その数は約300種以上が知られている．我が国では，アフラトキシン，デオキシニバレノールおよびパツリンに基準が設定されている（**表 3.3**）．

　日本のように高温多湿の国では，カビは食品の保存条件次第で発生しやすいが，我が国においては，カビ毒産生能を有する菌類は少なく，通常カビの発生とカビ毒汚染とはつながっていない．我が国でのカビ毒の研究を見てみると，1950年代初めのフザリウム菌に汚染された黄変米事件を契機に本格的に行われるようになった．その後，1960年イギリスにおいて10万羽以上の七面鳥が

### 表 3.3　主なカビ毒と我が国の規制値

| カビ毒 | 主な毒性 | 主な汚染食品 | 規制値 |
|---|---|---|---|
| アフラトキシン | 肝臓癌 | ナッツ類，穀類，豆類 | 総 AF＝10 ppb |
| デオキシニバレノール | 消化器症状 | 麦類 | 1.1 ppm（小麦） |
| パツリン | 臓器出血 | リンゴ | 50 ppb（リンゴジュース） |
| オクラトキシン | 腎臓障害 | 穀類，コーヒー豆 | |
| フモニシン | 肝臓障害 | トウモロコシ | |

肝臓障害で死ぬ事故が起こり，カビ毒に汚染されたピーナッツ飼料が原因であることがわかった．このカビ毒は *Aspergillus flavus* が産生するアフラトキシン（AF）で，現在知られている自然毒の中で最強の発癌物質であり，日本を含め多くの国々で規制値が定められている．

### (1) アフラトキシン

アフラトキシン（AF）には10種類以上の構造類似体が存在するが，$B_1$，$B_2$，$G_1$，$G_2$ が代表的なものである（図 3.26）．AF の中では $B_1$ が最も毒性が強くかつ主成分であることから，我が国では長い間 $B_1$ を規制対象（食品中のAFB$_1$ の含有量は 10 ppb 以下）としてきた．しかし，国際的動向を踏まえて 2011 年 3 月，総 AF（$B_1$，$B_2$，$G_1$ および $G_2$ の総和）を規制対象とし，食品中含有量を 10 ppb 以下とした．なお，EU では AFB$_1$ と総 AF の両方で規制している．

食品中に含まれる化学物質の分析操作は，サンプリング，抽出，精製，濃縮，測定と分けられるが，カビ毒の分析では特にサンプリングが重要である．AF を含め，カビ毒汚染は同一のロット内でも不均一に分布することが多く，検査試料のサンプリングによっては得られる分析値が大きく変動することになる．このことから，厚生労働省は 2011 年 3 月に「検体採取量について，食品 1 粒重量が 0.1 g 以下のものについては 1 kg，0.1 g を超えるものについては 5 kg を適用すること」とする新たなサンプリング法を通知している．

1971 年に厚生省から示された AF 試験法ではメタノール・1% 塩化ナトリウム混液で抽出後，クロロホルムに転溶し，シリカゲルカラムクロマトグラ

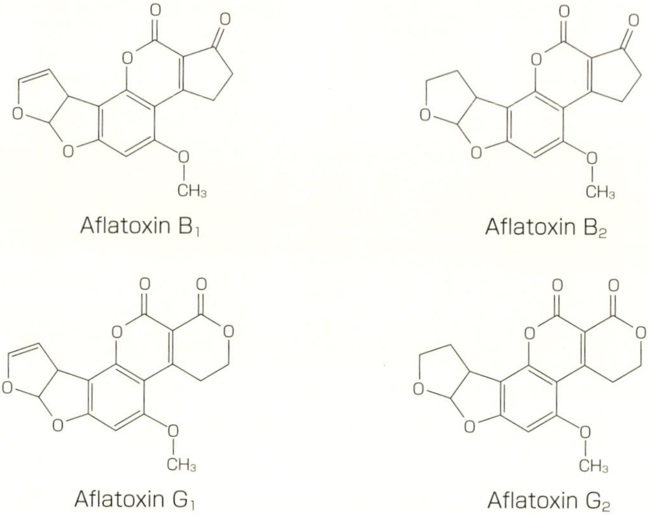

**図 3.26** アフラトキシン $B_1$, $B_2$, $G_1$, $G_2$ の化学構造

フィーによりクリーンアップを行い，TLC 法で検出している．しかし，前処理にクロロホルムを使用していることや，検出感度が低いことから，2002 年に前処理に多機能カラムを用い，検出に蛍光検出−HPLC，あるいは LC-MS を用いる試験法が通知された．さらに，2011 年には前処理に多機能カラム，イムノアフィニティーカラムを用い，検出に蛍光検出−HPLC，確認に LC-MS または LC-MS/MS を用いた試験法が通知された．本通知法の概略は下記の通りである．

**a. 多機能カラムを用いた調製：主に穀類，豆類および種実類に適用する．**

粉砕均一化した試料 50 g にアセトニトリルおよび水（9:1）混液 200 mL を加え，ホモジナイズ後，ろ過し，ろ液を抽出溶液とする．抽出溶液約 5 mL を多機能カラムに静かに注入し，毎分約 1 mL の流速で流出し，最初の溶出液 2.0 mL を採る．溶出液を 45℃ 以下で窒素気流を用いて濃縮し，溶媒を除去する．この残留物にトリフルオロ酢酸 0.1 mL を加え，密栓して激しく撹拌する．暗所で 15 分間放置した後，アセトニトリルおよび水（1:9）混液 0.9 mL を加え

てよく混合したものを試験溶液とし，蛍光検出-HPLC（励起波長 365 nm，蛍光波長 450 nm）で定量する．

b. **イムノアフィニティーカラムを用いた調製：主に香辛料および加工食品に適用**

粉砕均一化した試料 50 g に塩化ナトリウム 5 g，水およびメタノール（1：4）混液 200 mL を加え，ホモジナイズした後，ろ過する．ろ液 10 mL を量り採り，水を加えて正確に 50 mL とする．十分混合した後，ガラス繊維ろ紙を用いてろ過し，ろ液を抽出溶液とする．抽出溶液 10 mL をイムノアフィニティーカラムに注入した後，毎秒約 1〜2 滴の流速で流出し，流出液は捨てる．次いで，水約 15 mL を注入し，流出液を捨て，加圧してカラム内の水分を取り除いた後，アセトニトリル 3 mL を注入し，溶出液を採る．溶出液を 45℃ 以下で窒素気流下で濃縮し，a. 多機能カラムを用いた調製に準拠して誘導体化して試験溶液とし，蛍光検出 HPLC で定量する．

なお，AF の日常検査法には，酵素免疫測定用（ELISA）キットが汎用されている．操作も簡易でスクリーニング法としての感度も十分である．しかし，カラシなどの一部の食品では色素成分が判定の妨害になるとされている．

**(2) パツリン**

パツリンは，不飽和 5 員環ラクトンを含む 2 環構造の比較的低分子のカビ毒であり，ペニシリウム属やアスペルギルス属などの真菌によって産生される（図 3.27）．パツリン汚染の可能性の高い主要食品としてりんご果汁が知られており，多くの国でリンゴ果汁などに対して規制値が設定（50 µg/kg）されている．分析法の概略は，試料からパツリンを酢酸エチルで抽出し，炭酸ナト

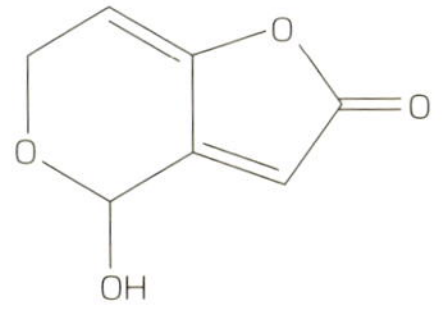

**図 3.27** パツリンの化学構造

リウム水溶液で洗浄後，UV 検出器付き HPLC あるいは LC-MS で測定されている．

**(3) フモニシン**

フモニシンはフザリウム属のカビが産生するカビ毒で，馬の白質脳炎の原因物質であり，ヒトの食道ガンの原因物質でもあるとされている（**図 3.28**）．試料より含水メタノールで抽出し，イオン交換樹脂を用いたカラムクロマトグラフィーによりクリーンアップ後，オルトフタルアルデヒド（OPA）誘導体とした後に蛍光検出（励起波長 335／蛍光波長 440 nm）HPLC で測定されている．OPA の代わりに DBD-F（4-(*N*, *N*-dimethylaminosulfonyl)-7-fluoro-2, 1, 3-benzoxadiazole）を誘導化試薬として用いる方法も報告されている．

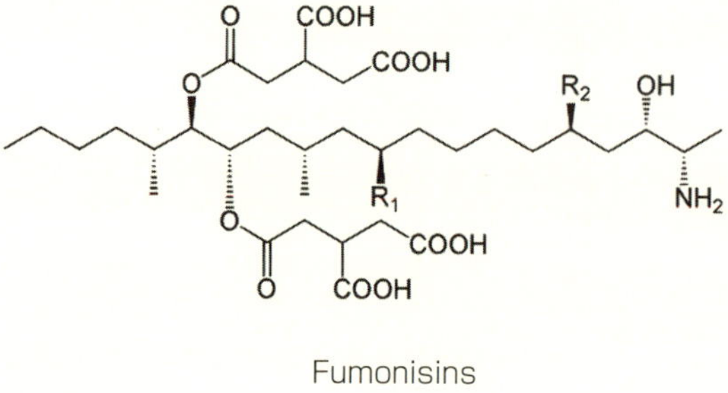

| フモニシン | $R_1$ | $R_2$ |
|---|---|---|
| $B_1$ | -OH | -OH |
| $B_2$ | -H | -OH |
| $B_3$ | -OH | -H |
| $B_4$ | -H | -H |

Fumonisins

**図 3.28** フモニシン類の化学構造

## 3.5 腐敗，変敗，調理時の誘起有害成分

食品は，保存条件が適切でないと微生物，酸素などの影響により腐敗，変敗を受ける．代表的な腐敗生成物として，ヒスタミンや不揮発性アミン類がある．また，食品は，加熱調理の過程でメイラード反応により褐色物質を生成することが知られており，代表的な物質としてアクリルアミドが挙げられる．

### 3.5.1 不揮発性アミン類

不揮発性アミンの代表はヒスタミンである．魚介類やその加工品のヒスタミンによるじんま疹，下痢などの症状を引き起こすアレルギー様食中毒が毎年発生している．症状は，喫食直後から1時間程度という短時間で発症する．症状は舌のしびれ，顔面の紅潮，じんま疹，吐き気などで，通常一日で回復する．これは鰯，サンマ，サバ，カツオ，カジキマグロなどの赤身魚の筋肉中に高濃度に含まれている遊離ヒスチジンがモルガン菌などの微生物が産生する脱炭酸酵素の作用を受けて，ヒスチジンからヒスタミンが生成されることが原因である（図3.29）．産生されるヒスタミン量が多くなるとアレルギー様症状を呈す

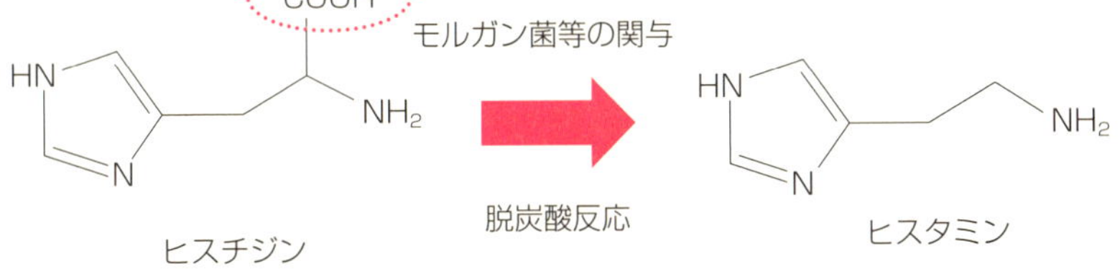

**図3.29** ヒスチジンからのヒスタミン生成

る．

　また，赤身魚筋肉中のタンパク質に含まれるグルタミン，チロシン，リシンが細菌の作用によりそれぞれスペルミジン，チラミン，カダベリンに変化する．ヒスタミンを含めて，これらは不揮発性腐敗アミンといわれ，アレルギー様食中毒の原因物質である．なお，スペルミジン，チラミンは早い段階で消失し，ヒスタミンやカダベリンが残存しやすいことが知られている．

　アレルギー様食中毒検査は，かつては薄層クロマトグラフ法が用いられていたが，最近はプレカラム HPLC が公定法として採用されている．試験法の概略は，魚肉などの試料からヒスタミンなどの不揮発性アミンを希塩酸やメタノール等を用いて抽出し，イオン交換カラム（または ODS 系カートリッジ）を用いて精製する．次に，不揮発性アミンをダンシルクロライドで蛍光誘導体化したものを蛍光検出器付き HPLC で定量するものである．分離用カラムには ODS 系，移動相はアセトニトリル-水（6:4）で，励起波長 325 nm，蛍光波長 525 nm が採用されている．

## 3.5.2
### アクリルアミド

　2002 年にスウェーデンの研究者らにより，ポテトチップやフライドポテトなどの高温で調理された加工食品からアクリルアミドが比較的高濃度で検出されることが報告された．このアクリルアミドは，炭水化物を多く含んだ食品を高温で揚げたり焼いたりするときに生成（アスパラギンと糖類のメイラード反応によって生成）するものと推定されている（**図 3.30**）．アクリルアミドには，ヒトに対する発癌性があるとされ，国際がん研究機関（IARC）において，ヒトに対する発癌性がおそらくある化学物質としてグループ 2A に分類されている．なお，炭水化物を多く含んだ食品を煮物や蒸し物にする場合はアクリルアミドは生成しない．

　食品中のアクリルアミドの分析法としては，アクリルアミドを揮発性の誘導体とした後に，ガスクロマトグラフィー質量分析法（GC-MS）で測定する方法が公定法として示されている．概略は，試料から水を用いてアクリルアミドをホモジナイズ抽出後，遠心分離する．この抽出液にヘキサンを加えて振とう

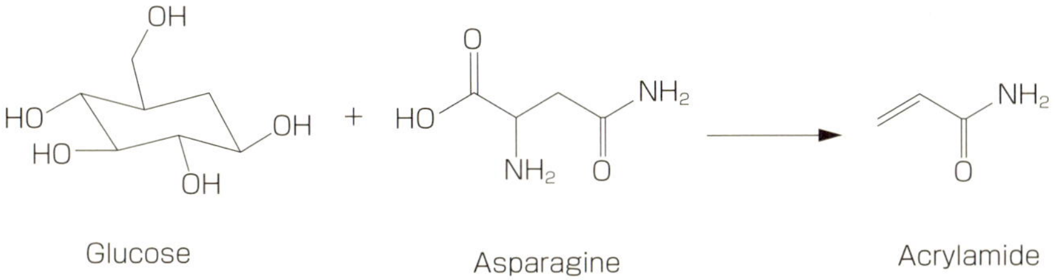

**図 3.30** アクリルアミドの生成機構

して脂質成分をヘキサン相に転溶して除去する．脂質を除去した水層に臭化カリウムおよび臭素酸カリウムを加えて，アクリルアミドを臭素誘導体とする．その後，臭素誘導体を酢酸エチルで抽出し，さらにフロリジル（ケイ酸マグネシウム）カラムにより精製して試験溶液を調製する．得られた試験溶液をGC-MSに供して，アクリルアミドを検出・定量する．

### 3.5.3 ベンゾ(a)ピレン

ベンゾ(a)ピレンは，5つのベンゼン環が結合した多環芳香族炭化水素で化学式では$C_{20}H_{12}$で表される（**図 3.31**）．物理的性状は，分子量252.3，水に不溶，エタノールに微溶，ベンゼンに易溶，沸点310–312℃である．ベンゾ(a)ピレンは多環芳香族炭化水素の中でも発ガン性の強い物質であり，石炭からコークスを製造する際の副産物であるコールタール中に存在するほか，自動車の排気ガスやタバコの煙などにも含まれており，焦げた食べ物の一部などにも含まれる．前述したとおり，動物実験では強い発癌性を持ち，体内で酸化され

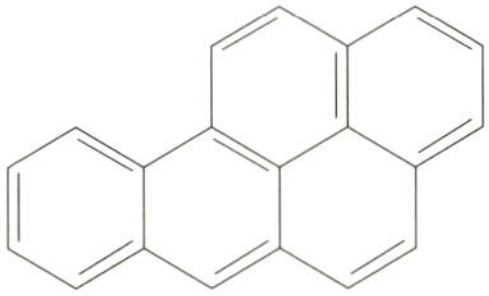

**図 3.31** ベンゾ(a)ピレン

るとDNAを傷つけるとされている．IARCの発がん性評価では，グループ1の「人に対して発がん性がある」に分類されている．2001年，アメリカ国立癌研究所は十分に焼いたバーベキュー，特にステーキ，鶏肉の皮，そしてハンバーガーなどの食べ物にも極めて微量であるが一定量のベンゾ(a)ピレンが含まれていると報告している．なお，日本では今のところ食品中に含まれるベンゾ(a)ピレンの基準値は設定されていないが，欧州では最大基準値（食用油脂＝2 ppb，肉および魚介類の燻製＝5 ppbなど）が設けられている．

　分析法の概略は，試料（湿重量25-100 g，乾燥重量5-10 g）を細切し，エタノール150 mL，水10-20 mL，水酸化カリウム10-15 gを加え，2時間加熱還流する．放冷後，ろ過してろ液を分液ロートに移す．これに水150 mLおよびヘキサン100 mLを加え，振とう抽出する．ヘキサン相を分取し，シリカゲルカートリッジでクリーンアップして試験溶液とする．測定には蛍光検出器付きHPLC（励起波長384 nm，蛍光波長406 nm）を用い，分離カラムにはODS系，移動相にはアセトニトリル-水（70：30）が用いられている．

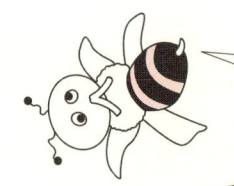

この間，韓国のラーメンから発ガン物質ベンゾ(a)ピレンが検出されたようだけど，癌にならないか心配だね．

テレビで「検出される量が大切」だと言っていたよ．たとえば，ジャガイモの芽にはソラニンが多く含まれるから食べないようにしているけど，ソラニンがまったく含まれていないジャガイモはないんだって．「健康に問題のないように食べることが一番大切」って言ってたよ．

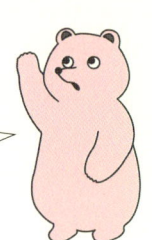

## 3.6 新開発食品

　新開発食品とは，一般的にはこれまで食品として飲食されることのなかったものを指すが，世界的に統一された定義はない．一般に，遺伝子組換え食品や特定保健用食品などを指す場合が多いとされている．

### 3.6.1 食物アレルギー

　花粉症，ぜんそく，食物アレルギー，アトピー性皮膚炎などの何らかのアレルギー疾患を有する患者は国民3人に1人の割合とされている．この中で，食物アレルギーとは，日常的な食物の摂取により誘発されるものである．近年，食物アレルギーによる健康被害が増加傾向にあるとされ，重篤度および発症頻度の高い原因食品の表示が義務づけられている．現在，食品衛生法により特定原材料として卵，乳，小麦，そば，落花生，えび，かにの7品目に表示義務が，あわび，いかなど18品目については特定原材料に準ずるものとして表示が推奨されている（表3.4）．

　特定原材料については，検出するための検査法が通知として示されており，検査結果と製造記録から表示が適正か判断される．検査法としては，2種類のキットを用いたELISA法により検査する．このときに使用する2種類のキットとは，特定原材料の中の複数のタンパク質を検出する複合抗原認識抗体，および特定のタンパク質を検出する単一あるいは精製抗原認識抗体を用いたキットである．次に，製造記録を確認し，表示が適切であるか判断するが，判断できないときは，さらに特異性が高いウェスタンブロット法またはPCR法で確認検査が行われる．

### 表 3.4　アレルギー表示が必要とされる原材料

| 表示 | 原材料 |
|---|---|
| 表示義務 | えび，かに，小麦，そば，卵，乳，落花生 |
| 表示推奨 | あわび，いか，いくら，オレンジ，キウイフルーツ，牛肉，くるみ，さけ，さば，大豆，鶏肉，バナナ，豚肉，まつたけ，もも，やまいも，りんご，ゼラチン |

### (1) ELISA 法（enzyme linked immuno sorbent assay，酵素免疫測定法）

抗原抗体反応および酵素反応による発色・発光により試料中の目的タンパク質を検出・定量する．

### (2) PCR（polymerase chain reaction）法

試料中に含まれる目的物質の特異的 DNA 領域を増幅し，検出する．DNA を検出するため，ELISA 法より特異性が高い．

### (3) ウェスタンブロット法

試料中のタンパク質を電気泳動で分離後，ニトロセルロースやポリフッ化ビニリデン膜に転写し，膜上で抗原抗体反応を行い，目的タンパク質を検出する．分子量により分離されるので交差反応が問題となる ELISA 法より特異的と言える．

## 3.6.2 遺伝子組換え食品

従来，美味しくてかつ病気に強い品種を得るため，美味しい品種と病気に強い品種を何度も交配させて，品種改良が行われてきた．遺伝子組換えとは，農作物などに有用な性質を与えるため，他の生物から有用な遺伝子を取り出し，農作物の遺伝子の中に組み込むことにより，品種改良を行う技術である．現在，安全性審査が終了した遺伝子組換え食品（大豆，トウモロコシ，ジャガイモ，ナタネ，綿実，アルファルファ）のみの流通が許されている．なお，国内では上記の遺伝子組換え作物は商業用としては栽培されていない．

遺伝子組換え食品は新しい技術なので，消費者にその選択を可能にするため食品衛生法により表示が義務づけられている．ただし，すべての場合に義務付けられているのではなく，作物に含まれる遺伝子と，それから発現したタンパク質が残存する可能性のあるものに，表示の義務がある．たとえば，大豆の場合，豆腐，納豆では遺伝子やタンパク質が残っていることから表示の義務がある．しかし，大豆油は油しかないので，表示の義務はない．

　遺伝子組換え食品の検査は，導入された遺伝子，あるいは遺伝子から作られるタンパク質を検査する方法が行われている．しかし，加工食品は，加工過程で熱や圧力によって遺伝子やタンパク質が変成を受けるため，検査が困難な場合が多いとされている．

### 3.6.3
#### 健康食品

　健康食品と呼ばれるものについては，法律上の定義は無く，広く健康の保持増進に資する食品として販売・利用されるもの全般を指している．そのうち，国の制度としては，国が定めた有効性や安全性に関する基準などを満たした「保健機能食品制度」がある．保健機能食品は，大きく特定保健用食品と栄養機能食品に分けられるが，いずれも食品衛生法にもとづく表示対象物の有効性と安全性の確認と，健康増進法にもとづく表示の許可と承認が求められる．なお，これらの食品に疾病の治療や予防に有効と表示することは，薬事法違反となるので許されない．

　特定保健用食品は，からだの生理学的機能などに影響を与える保健機能成分を含む食品で，血圧，血中のコレステロールなどを正常に保つことを助けたり，おなかの調子を整えるのに役立つなど，食品の持つ特定の保健の用途を表示して販売されるものである．一方，栄養機能食品は，栄養成分（ミネラル，ビタミンなど）の補給のために利用される食品で，栄養素の機能の表示をして販売される．

　健康食品を分析する場合として，

① 表示成分量

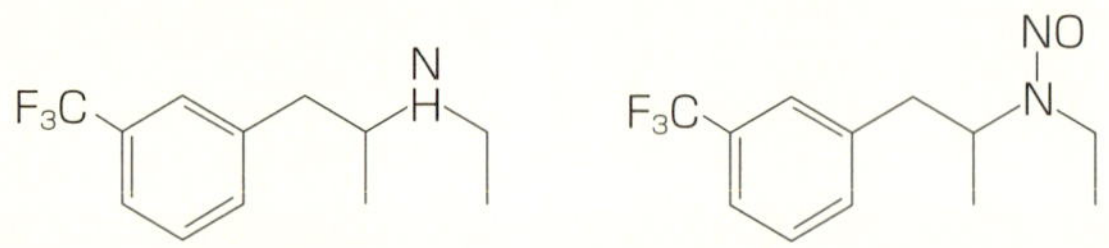

**図 3.32**　フェンフルラミン（1），N–ニトロソフェンフラミン（2）の化学構造

② 有害成分（特に意図的に混入した医薬品類似成分）

の確認検査が上げられる．

なお，健康食品に違法に含まれていた医薬品等による健康被害事例が報告されている．ここでは，ダイエットを標榜する健康茶に混入された未承認薬，フェンフルラミン，N–ニトロソフェンフラミン（**図 3.32**）について簡単に触れることにする．本事件は 1996 年に発生し，死亡者 3 名を含め被害者は約 700 名近くに及んだ．健康食品からのフェンフルラミン，N–ニトロソフェンフラミン分析は，試料からメタノールで抽出し，LC-UV あるいは LC-MS で検出・定量されている．

### 3.6.4
#### 植物エストロゲン

植物の中にはエストロゲンに類似した化学構造を有し，エストロゲン作用を示す成分がある．これらの成分を植物性エストロゲン，あるいは単に植物エストロゲン（phytoestrogen）と呼んでいる．植物エストロゲンは，化学構造的にリグナン類とイソフラボン類に大別される．2 分子のフェニルプロパノイドからなるリグナン類は，植物を硬くするリグニンの構成成分であり，さまざまな植物に含まれている．一方，イソフラボン類は，植物の花，根，茎，葉などに広く存在するフラボン類の構造異性体で，マメ科植物のエンドウ亜科，特に大豆に偏在している．

イソフラボンは，**図 3.33** に示す通り 2 個のフェニル基と 1 個のピラン環からなる C 6–C 3–C 6 を基本骨格とし，その化学構造は，天然の女性ホルモン

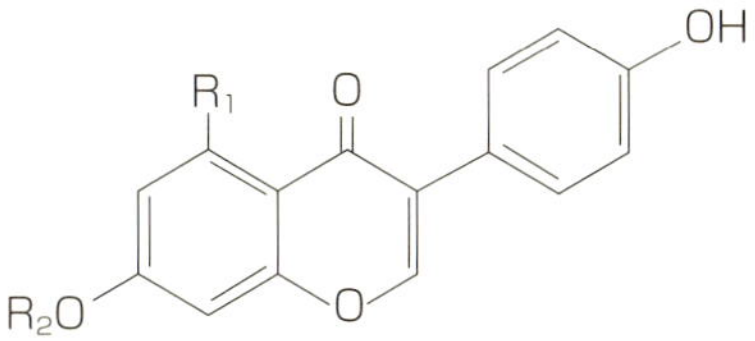

| 化合物 | R₁ | R₂ |
|---|---|---|
| Daidzein | H | H |
| Daidzin | H | glucose |
| Genistein | OH | H |
| Genistin | OH | glucose |

**図 3.33**　代表的なイソフラボン

である 17 $\beta$-エストラジオールと類似する．イソフラボンは 260 nm 付近に比較的強い UV 吸収を有しており，大豆などのイソフラボン含量の高い試料の分析には，UV 検出液体クロマトグラフィー（HPLC）が用いられている．UV 検出法は汎用性に優れているが，選択性および感度に問題があるため，発蛍光性のあるダイゼインなどの分析には，蛍光検出器が使われている．さらに，イソフラボンはフェノール性水酸基を有することから，電気化学検出器（ECD）も利用されている．溶出法としては，ゲニステイン，ダイゼインなどのアグリコンとゲニスチン，ダイジンなどの配糖体の疎水性が大きく異なることからグラジエント溶出法が一般的と言える．

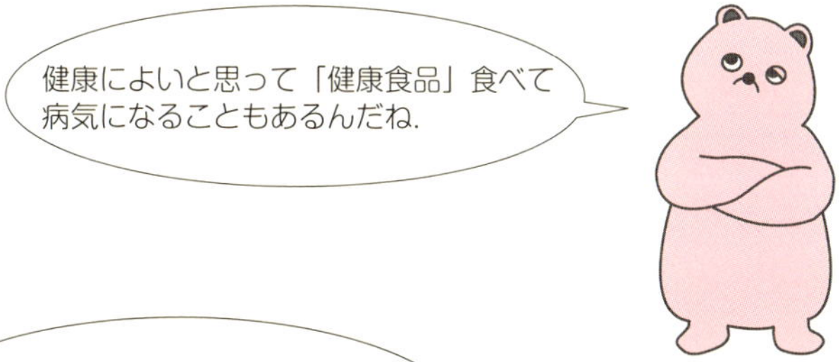

健康によいと思って「健康食品」食べて病気になることもあるんだね．

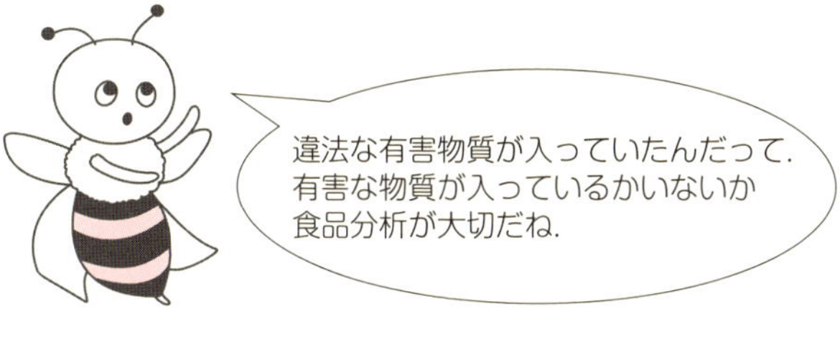

違法な有害物質が入っていたんだって．有害な物質が入っているかいないか食品分析が大切だね．

## 3.7 器具・容器包装関連化学物質（ビスフェノールA, フタル酸エステル類など）

　器具・容器包装の原材料としてプラスチック（plastics）はなくてはならない存在である．広辞苑によるとプラスチックは，「可塑性物質，特に合成樹脂またはその製品」とされており，一般にプラスチックと合成樹脂は，ほぼ同様な意味で使用されている．すなわち，ポリマー（重合体）に添加剤などを加えたもの，およびそれを原料として成形加工した製品あるいは製品に近いものを合成樹脂またはプラスチックと呼んでいる．なお，可塑性とは外力を取り去っても歪みが残り，変形する性質であり，熱や圧力によって成形できる性質を言う．プラスチックは，その性質により熱可塑性樹脂（加熱により軟化し，冷却すれば硬化する樹脂）と熱硬化性樹脂（加熱により硬化し，一度硬化すると再加熱しても軟化しない樹脂）に大別される．

　1998年から2003年頃にかけて，プラスチック関連物質の中で，ノニルフェノール，オクチルフェノールなどのアルキルフェノール類，ビスフェノールA，フタル酸エステル，さらにスチレンなどが内分泌かく乱化学物質として注目された．

### 3.7.1
#### ビスフェノールA（bisphenol A）

　ビスフェノールA（BPA, **図3.34**）は，2個のフェノール基がプロパンの2位の炭素に結合した構造を有する白色結晶性粒状品で，アセトンと2分子のフェノールが脱水縮合して生成する．水にはほとんど溶けないが，酢酸には微溶，メタノール，アセトンなどの有機溶媒には易溶である．BPAは，ポリカーボネート樹脂やエポキシ樹脂の原料として多用されている．

　食品衛生法に基づく食品用合成樹脂の規格は，材質試験と溶出試験の二本立

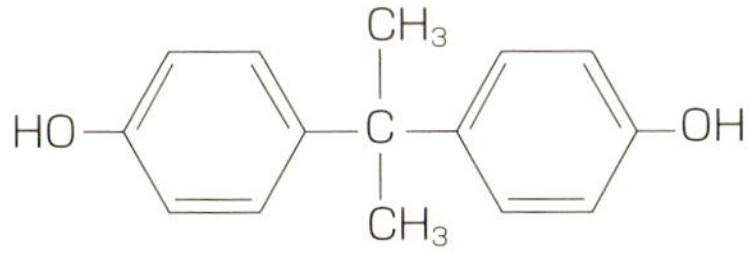

**図 3.34** ビスフェノール A

てで衛生面の確保が図られている．すなわち，食品用として用いられるプラスチック製品については，プラスチック材質中に含まれる成分（材質試験）とプラスチックから溶出される成分（溶出試験）が規定されている．溶出試験はプラスチックから食品へ浸み出る化学物質（未反応モノマーやプラスチック添加剤など）を調べるもので，食品疑似溶媒として，$n$-ヘプタン（油脂および脂肪性食品），20% エタノール（酒類），水（pH 5 を越える食品）および 4% 酢酸（pH 5 以下の食品）が用いられている．これは，実際の食品を用いて試験を行うことが極めて困難であるため，代替として食品に類似した溶媒として用いられているものである．

一般にポリカーボネート食器などから溶出される BPA の分析には UV-HPLC 法が用いられている．測定波長には 217 nm が採用されている．食品擬似溶媒中の BPA の測定では，217 nm 測定は問題とならないが，食品中の BPA の測定では夾雑成分の影響が大きな問題となる．夾雑成分の多い試料を分析する場合，夾雑成分を除去する優れた前処理法の適用が必須となる．一方，BPA の分析においても高感度かつ選択性に優れた LC-MS/MS による方法が採用されている．

### 3.7.2
**フタル酸エステル類（phthalates）**

プラスチックに種々の機能を持たせるために多くの添加剤が用いられている．可塑剤はプラスチック添加剤として最も利用されているもので，樹脂の分子間に入り込み，樹脂の硬さの原因である主鎖のからみ合いを弱め，柔軟な性質を与えるとされている．可塑剤には，フタル酸エステル（PAE：図 3.35）

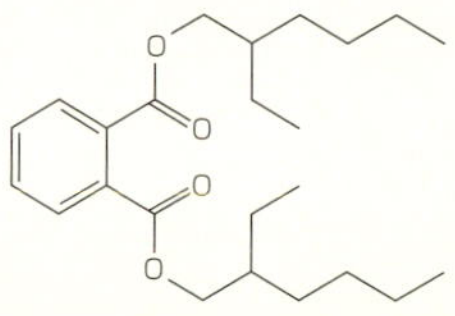

フタル酸ジエチルヘキシル(DEHP)

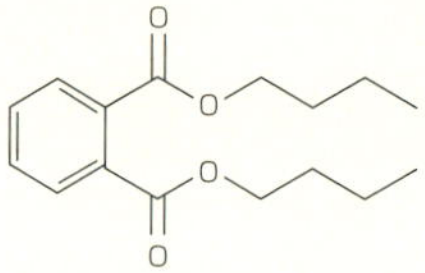

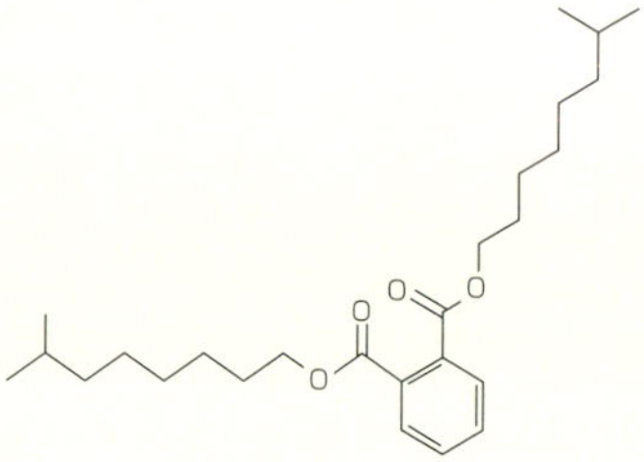

フタル酸ジイソノニル(DINP)

フタル酸ジブチル(DBP)

**図 3.35** 主なフタル酸エステルの化学構造

のほかにリン酸エステル，脂肪酸エステル，アジピン酸エステルなどが用いられている．PAE は，プラスチックの可塑剤として最も汎用されている化学物質であり，置換基の相違により多くの種類が知られている．なお，可塑剤が多く用いられる樹脂としてポリ塩化ビニルが挙げられるが，多いものでは製品中 50% 以上含まれているものもある．

器具・容器包装に含まれるフタル酸エステル類の分析は，試料からテトラヒドロフラン（THF）で抽出した後，水素炎イオン化型検出器（FID）を用いた GC 法や GC-MS により分析されている．また，UV 検出器を用いた HPLC 法も採用されている．

また，河川水試料の場合は，フタル酸エステル類を塩化ナトリウムで塩析して $n$-ヘキサンで抽出後，脱水濃縮して GC-MS で測定される．魚介類などの生物試料は，まずアセトニトリルでホモジナイズ抽出し，GPC でクリーンアップして試験溶液を調製し，GC-MS-SIM（Single Ion Monitoring）で測定されている．または，アセトニトリル抽出後，アセトニトリル／$n$-ヘキサン分配で脂質を除去した後，フロリジルカラムクロマトグラフィーでクリーンアップする方法も利用されている．なお，GC-MS によるフタル酸エステル類の分析で

は，感度よく測定できるフタル酸ジプロピルと感度の悪いフタル酸ジエチルヘキシル（DEHP）ではかなり検出感度の差があるとされている．

### 3.7.3
#### スチレンダイマー・トリマー

食品容器，包装に汎用されているポリスチレン樹脂中に残存しているスチレンダイマーおよびトリマーなどのオリゴマーは，図 3.36 に示すように直鎖タイプと環状タイプに分類される．

ポリスチレン製品中のスチレンダイマーおよびトリマーをシクロヘキサン-イソプロパノール（1：1）混液で抽出し，GC-FID で測定している．分離用のキャピラリーカラムには無極性のジメチルポリシロキサンを液相とする DB-1 を用い，約 10 分の分析時間で 11 成分を分離定量している．しかし，無極性の DB-1 では環状トリマーをベース分離できないことから，これらの分離には高極性のポリエチレングリコールを液相とする DB-WAX を用いている．また，分離カラムに C 18（ODS）カラム，検出に UV 検出器（225 nm）を用い，移動相に水-アセトニトリル系を用いたグラジエント溶出法を採用した HPLC 法も利用されている．

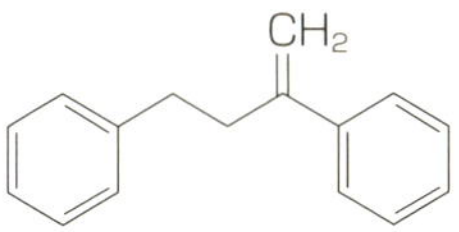

2,4-ジフェニル-1-ブテン 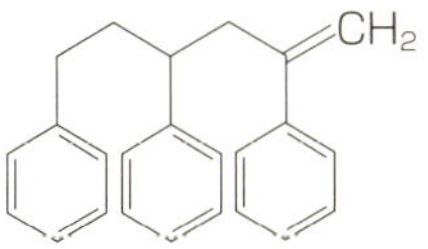　　2,4,6-トリフェニル-1-ヘキセン

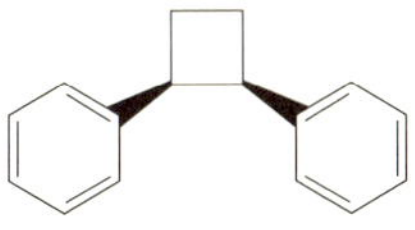

1,2-ジフェニルシクロブタン 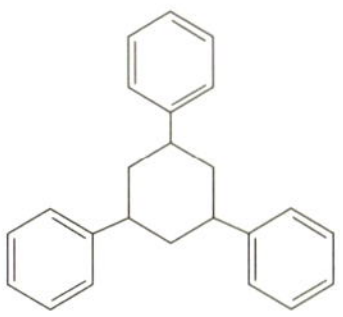　　1,3,5-トリフェニルシクロヘキサン

図 3.36　代表的なスチレンダイマーおよびトリマーの化学構造

## 3.7.4
### アルキルフェノール（ノニルフェノール・オクチルフェノール）

アルキルフェノールは，フェノール性水酸基とパラ位にさまざまなアルキル基を持つ化合物の総称である．この中で，ノニルフェノール（NP）およびオクチルフェノール（OP）が内分泌かく乱作用が疑われる物質として注目された．NPはプロピレンの3量体とフェノールより合成され，酸化防止剤として，また非イオン性界面活性剤として汎用されているノニルフェノールポリエトキシレートや酸化防止剤トリス（ノニルフェニル）フォスファイトの原料として用いられている．環境中に放出されたノニルフェノールポリエトキシレートは微生物などにより分解を受け，NPを生じることが知られている（図3.37）．NPは単一成分ではなく，ノニル基が直鎖のものから種々分岐した異性体を含み，その組成比は明らかではない．標準品としては単一成分である直鎖型の4-$n$-NPと混合物である4-NPが市販されている．通常用いられるNPは混合タイプのものである．一方，OPは直鎖の4-$n$-OPと分岐型の4-$tert$-OPの2種が市販され，利用されている．

水質試料中のオクチルフェノールおよびノニルフェノールの分析は，逆相系カートリッジを用いた固相抽出法により試験溶液を調製後，GC-MS法により測定されている．概略は，試料にサロゲート（分析対象物質と化学的性質が同じで質量数を変えてある指標物質）を添加し，塩酸を加えてpHを約3.5に調整した後，固相抽出を行う．さらに，液–液抽出およびシリカゲルカラムにより精製後，GC-MSで検出・定量する．最近では，高速液体クロマトグラフィー／質量分析法（LC-MS）を用いた簡易かつ迅速な方法も多用されている．

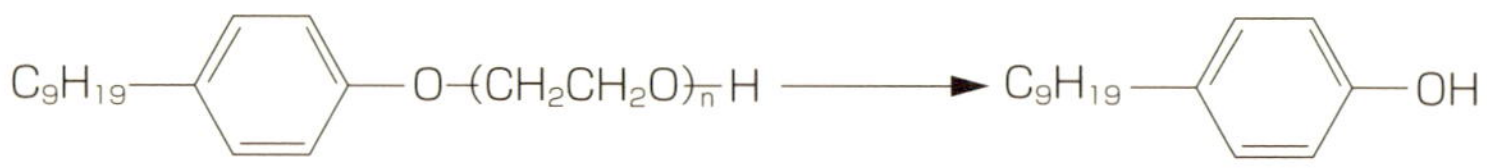

$C_9H_{19}$—⟨benzene⟩—O-$(CH_2CH_2O)_n$H  ⟶  $C_9H_{19}$—⟨benzene⟩—OH

**図3.37** ノニルフェノールエトキシレートからノニルフェノールの生成

## 3.8 食品中の放射性物質

　福島第一原子力発電所事故（2011年3月11日）による放射性物質の食品や環境への汚染と，汚染による健康影響が大きな問題となっている．事故前までは，国内産の農産物，畜産物や水産物に対する放射性物質汚染は想定外であり，農畜水産物に含まれる放射性物質の基準値は設定されていなかった．原発事故を受けて厚生労働省は，3月17日に食品中に含まれる放射性物質の暫定規制値を設定した．その後，食品中に含まれる放射性物質の健康影響評価が食品安全委員会で検討され，事故から丸一年が経過した，2012年4月1日付けで食品中に含まれる放射性物質の本基準が施行された（**表3.5**）．

**表3.5　食品中の放射性物質の規制について**

放射性セシウムの暫定規制値

| 食品群 | 規制値 (Bq/kg) |
|---|---|
| 野菜類 | 500 |
| 穀類 | |
| 肉・卵・魚・その他 | |
| 牛乳・乳製品 | 200 |
| 飲料水 | 200 |

（平成23年3月17日）

→

放射性セシウムの新基準値

| 食品群 | 規制値 (Bq/kg) |
|---|---|
| 一般食品 | 100 |
| 乳児用食品 | 50 |
| 牛乳 | 50 |
| 飲料水 | 10 |

（平成24年4月1日）

暫定規制値では，放射性ヨウ素の規制値も設定されていたが，新たな基準値では半減期が8日と短く，事故から1年以上が経過している事から除外された．

## 3.8.1
### 放射能,放射線と放射性物質

　放射能とは,放射線を出す能力を言う.放射能と放射線とが混同され誤った意味で使われることがあるが,その定義は明確に異なる.放射能を有する物質を放射性物質と言い,放射性ヨウ素や放射性セシウムなど,さまざまな種類があり,放射性物質は放射線を放出して安定な原子になる.放出される放射線として,$\alpha$線(ヘリウム原子核に相当),$\beta$線(電子線),$\gamma$線(電磁波)などがある(図3.38).

　放射能の強さは,1秒間に崩壊する原子核の数で表され,ベクレル(Bq)という単位で表す.1Bqとは,1秒間に1個の原子核が崩壊して放射線を出す放射能量である.たとえば,200Bqの放射性セシウム量とは,毎秒200個の放射性セシウムが崩壊する量である.農産物,畜水産物に含まれる放射性物質の濃度は1kgあたりのBq(Bq/kg)で表される.また,シーベルト(Sv)は,人体が受けた放射線による影響の度合いを示す単位である.放射性物質は,それぞれ種類により人体に及ぼす影響が異なることから,実効線量係数をかけてそれぞれの人体に及ぼす影響の度合いであるSvが求められる.

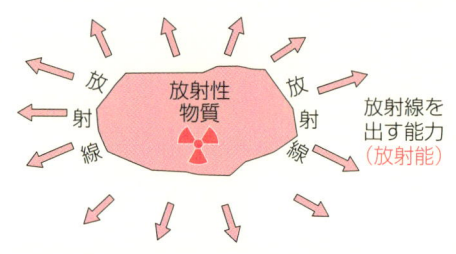

● 放射線とは,放射性物質から出てくる微粒子($\alpha$,$\beta$線)や高エネルギーの電磁波($\gamma$線)のこと.
● 放射能とは,放射線を出す能力のこと.
● 放射性物質とは,放射能をもつ物質のこと.

図3.38　放射線,放射能,放射性物質

## 3.8.2
### 放射性ヨウ素，放射性セシウム

都市ガスの成分であるメタンは，大気中の酸素と反応して二酸化炭素と水を生成する（$CH_4 + 2O_2 \rightarrow CO_2 + 2H_2O +$ 反応熱）．化学反応では，反応前の成分と反応後の成分は異なった成分になるが，それぞれの原子の原子核はまったく変化していない．しかし，福島原発事故で起こった現象は，原子核が変化する原子核反応（核分裂）であり，核分裂により放射性ヨウ素や放射性セシウムが放出された．

### (1) 放射性ヨウ素

代表的な放射能ヨウ素には，ヨウ素131（$^{131}I$）（半減期 8.06 日）が知られている．地球上に存在する天然のヨウ素（原子番号53，質量数127）に比べてヨウ素131は，中性子が4個多い放射性の同位体である．放射性ヨウ素（$^{131}I$）の半減期は8日間と短いことから，原発事故により放出された大量の放射性ヨウ素の影響は現在問題とならなくなっている．

ヨウ素（I）は，体内で甲状腺ホルモン（**図 3.39**）を合成するのに必要なため，ヨウ素は人にとって必須元素である．生体内に吸収されたヨウ素は血液を介して甲状腺に集まり，蓄積される．したがって，放射性ヨウ素の暴露は甲状腺ガンの原因となる．

### (2) 放射性セシウム

代表的な放射性セシウムには，セシウム134（$^{134}Cs$）とセシウム137（$^{137}Cs$）

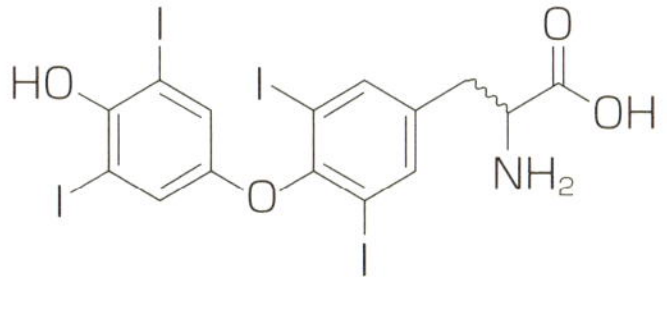

**図 3.39** 甲状腺ホルモンの化学構造

ヨウ素（I）は，体内で甲状腺ホルモンを合成するのに必要なため，ヨウ素は人にとって必須元素である．生体内に吸収されたヨウ素は血液中から甲状腺に集まり，蓄積される→甲状腺ホルモン合成に利用される．

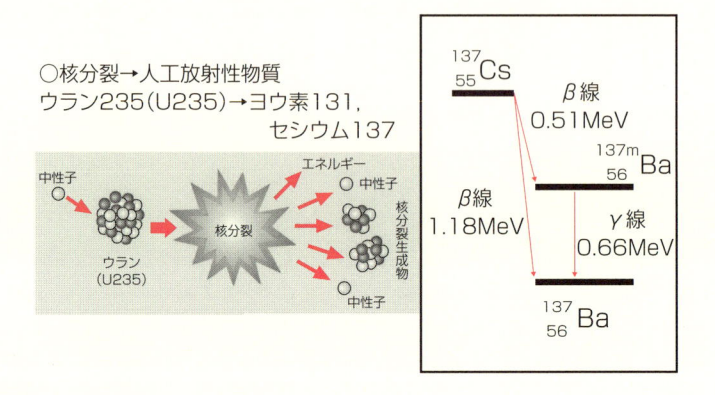

**図 3.40** 放射性セシウムについて

【出典】（左図）文部科学省 Web サイト：
http://www.mext.go.jp/a_menu/shinkou/iter/019.htm より引用改変．

がある．それぞれの半減期は，2.06 年と 30.1 年と比較的長いことから，原発事故から 1 年半以上が経過した今，放射能汚染の主役は $^{137}$Cs と $^{134}$Cs になっている．セシウムは，マグネシウムやカルシウムと同じアルカリ土類属に属し，2 価の陽イオンになることから，大気中に放出されたセシウム 134 および 137 は，マイナスの電荷を帯びている大地の表面近くに吸着されていることが知られている．

セシウム 137 は，**図 3.40** に示すとおり，核分裂によって生じる人工放射性物質であり，β 線と γ 線を放出して，安定なバリウム 137 になる．

## 3.8.3
### 外部被曝と内部被曝

地球上で生きている私たち人間は，自然界から放射線による被曝を受けている（**図 3.41**）．その内訳は，宇宙線から年間約 0.39 mSv（日本平均では 0.30 mSv），地殻や建材などから 0.48 mSv（日本平均では 0.34 mSv）の外部被曝を受けている．また，食物（自然放射性核種：カリウム 40 や炭素 14）から年間約 0.29 mSv（日本平均では 0.41 mSv），空気中に含まれているラドンを吸うことにより 1.26 mSv（日本平均では 0.45 mSv）の内部被曝を受けている．合わせて世界平均として自然界から年間 2.42 mSv（日本平均では 1.50 mSv）前後

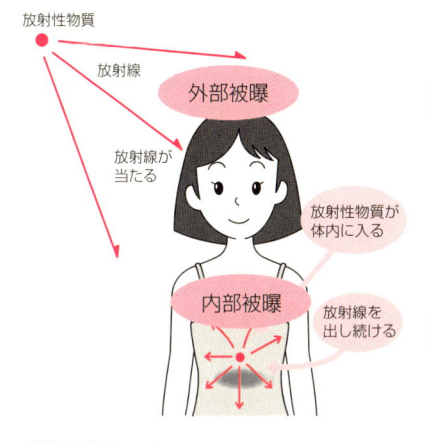

Chapter 3 食品中の危害化学物質

自然放射線による年間線量（mSv）

| 自然放射線 | 世界平均 | 日本平均 |
|---|---|---|
| 内部被曝 | | |
| 呼吸（主にラドン） | 1.26 | 0.45 |
| 食物から | 0.29 | 0.41 |
| 外部被曝 | | |
| 宇宙から | 0.39 | 0.30 |
| 大地から | 0.48 | 0.34 |
| 合計 | 2.42 | 1.50 |

**図 3.41**　自然放射線による被爆量

【出典】「内部被曝は外部被曝よりはるかにダメージが大きい　内部被曝の恐怖 39」http://blog.goo.ne.jp/raymiyatake/e/0936b54a04fec335166f2a8101bf9bfd より引用改変．

の被曝を受けていることになる．

## (1) 外部被曝量

外部被曝量は，空間の単位時間あたりの放射線量（空間放射線量率　μSv/h）に被曝時間を乗じて求められる．たとえば，A 中学校の校庭の放射線量を放射線量計を用いて測定した結果，0.055 μSv/h であった．この場合，A 中学校の校庭の年間被曝量は

$$0.055\ \mu Sv/h \times 24\ 時間 \times 365\ 日 = 482\ \mu Sv = 0.482\ mSv$$

となる．なお，外部被曝量を低減する三原則は，時間・距離・遮蔽である．

## (2) 内部被曝量

放射性物質を体内に取り込んだ場合の被曝を内部被曝と言う．内部被曝量は，体内に取り込んだすべての放射性物質の濃度（Bq）に，各放射性物質の実効線量係数を乗じて求める．実効線量係数とは，各放射性物質により生体に及ぼす影響が異なることから，摂取した放射性物質の単位あたりの量（1 Bq）と生体が受ける影響の度合いを換算して表したものである．したがって，図

- 食品に含まれる放射性物質濃度(Bq)から身体が受ける放射線の影響の度合い(Sv)を推察する．
- 内部被曝線量＝体内に摂取した放射性核種
  (Bq) × 実効線量係数

  放射性物質や，それが放出する放射線には多くの種類があり，生体に及ぼす影響は異なる．このため，内部被曝量を推定する際には，「実効線量係数」と言う核種毎の換算係数を用いる．
- Cs-137実効線量係数 $1.3 \times 10^{-5}$ (mSv/Bq)
- Cs137を100Bq含む牛肉を200gを1年間毎日摂取した場合の内部被曝線量は？

  $100\,\text{Bq} \times 0.2\,\text{kg} \times 365 \times 1.3 \times 10^{-5}\,\text{mSv/Bq} = 0.095\,\text{mSv}$

| 食品に含まれる放射性物質濃度 Bq/kg | × | 摂取した食品の重量 kg | × | 換算係数（実効線量係数）Sv/Bq | = | 放射性物質から受ける影響 Sv |

**図 3.42** 内部被爆量の求め方

3.42 に示すとおり，食品に含まれる放射性物質の濃度（Bq/kg）と食した食品の重量と実効線量係数を乗じることにより，摂取した放射性物質から受ける影響（Sv）を求めることができる．たとえば，1 kg あたり 100 Bq のセシウム 137 を含む牛肉 200 g を毎日 1 年間摂取し続けた場合の内部被曝量は図 3.42 に示した通り，0.095 mSv となる．

## 3.8.4
### 放射性物質の検査法

原子力発電所事故などによってもたらされる食品の放射能汚染を監視する目的で，食品中に含まれる放射性物質の検査が行われる．これまでに，スリーマイル島原子力発電所事故（1979 年）や，チェルノブイリ原子力発電所事故（1986 年）が実際に起こっており，2011 年 3 月 11 日には，日本においても福島原子力発電所の事故が発生した．チェルノブイリ原子力発電所事故により，ヨーロッパ地域を中心とした環境や食品の放射能汚染が社会問題化した．このため，我が国においても食品衛生法で「旧ソ連原子力発電所事故に係わる輸入食品の放射能暫定限度」として，「食品中のセシウム 134 及びセシウム 137 の

放射能濃度が食品1キログラムあたり370ベクレルを超えてはならない」とされた．しかし，国内産食品に関しては福島原子力発電所の事故前までは規制値が存在しなかった．福島原子力発電所の事故対応のために急遽，食品中の放射性物質について暫定規制値が設定された．食品中の放射性物質の検査法は，2002年3月に発出された「緊急時における食品の放射能測定マニュアル」に従うものとされた．

緊急時マニュアルにおいては，放射性セシウムの測定法として，ゲルマニウム半導体を用いたガンマ線スペクトロメトリーによる核種分析法が規定されているが，本法に用いる機器の数が限られていることや，必要とする試料量が比較的多いことなど，多数の試料を効率よく検査する手法として問題がある．この状況を踏まえ，放射性セシウム濃度が暫定規制値よりも確実に低い検体を判別するためのスクリーニング法が策定（2011年10月4日付けで「食品中の放射性セシウムスクリーニング法」が発出）された．その後，暫定規制から本基準へ改正されることに伴い，2012年3月1日付けで「食品中の放射性セシウムスクリーニング法の一部改正について」が発出されている．暫定基準に比べ，表3.5に示すとおり，放射性セシウムの基準（一般食品の基準値が500 Bq/kgから100 Bq/kg）が厳しくなったことに伴う見直しと言える．概要は，

① 食品中の放射性セシウムスクリーニング法の対象となる食品を「一般食品」に限定したこと
② 食品中の放射性セシウムスクリーニング法で定める技術的性能用件について，スクリーニングレベルを基準値の1/2以上（50 Bq/kg），測定下限値を25 Bq/kg（基準値の1/4）としたこと

である．

食品中に含まれる放射性物質の主な検査法としてNaI（Tl）シンチレーションサーベイメータ法，NaI（Tl）シンチレーションスペクトロメータ法，ゲルマニウム（Ge）半導体検出器を用いたガンマ線スペクトロメトリーなどがある．

### (1) NaI(Tl) シンチレーションサーベイメータによる放射性物質の測定

　本法は,「緊急時における食品の放射能測定マニュアル」に記載されたスクリーニング法で, 放射性核種の区別定量はできず, すべてセシウムとして換算して評価する. シンチレーションサーベイメータ (scintillation survey meter: 図3.43) の測定原理は, 放射線が入射するとシンチレータは微少な光を発し, この光を光電子増倍管で電流に変換して増幅し, 得られるパルス電流を計数することにより放射線を測定する. 本測定法では, 前記したとおり核種の分別ができないことから, 放射性核種をすべてセシウムとして扱う. 本法の検出下限値はおおむね 50 Bq/kg とされている.

### (2) NaI(Tl) シンチレーションスペクトロメータによる放射性物質の測定

　ヨウ素131, セシウム134, セシウム137 の分離定量可能である. 牛肉や米など, 食品中の放射性セシウムの測定が可能な機器として公認された手法である.

　しかし, ゲルマニウム (Ge) 半導体検出器を用いたガンマ線スペクトロメトリーに比べ, 検出感度並びに分解能は劣っている. 本法の検出下限値はおおむね 20 Bq/kg とされている.

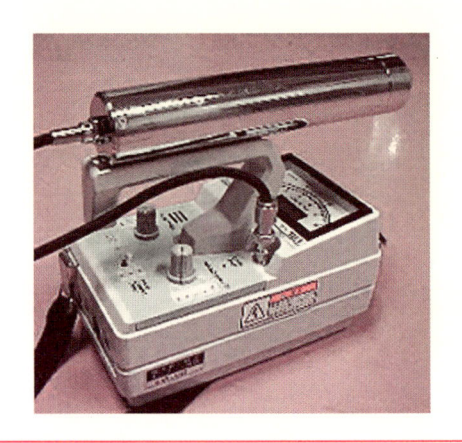

図3.43　NaI シンチレーションサーベイメータ

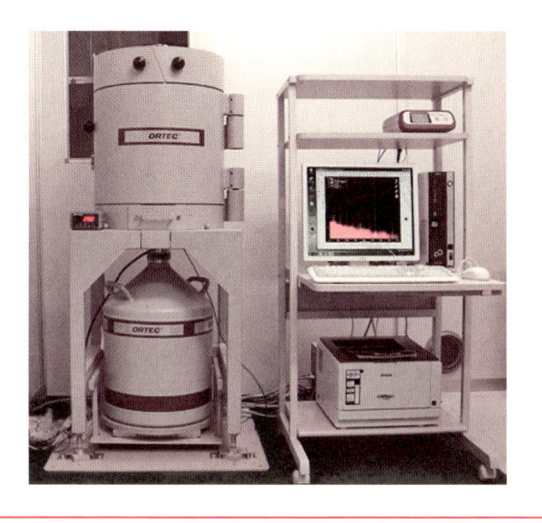

**図 3.44**　Ge 半導体検出器の写真

### (3) ゲルマニウム半導体検出器を用いたガンマ線スペクトロメトリーによる核種分析法

　本法は，ヨウ素 131，セシウム 134，セシウム 137 の高精度な定量が可能である．代表的なゲルマニウム（Ge）半導体検出器装置を**図 3.44** に示す．本装置は，ヨウ素 131，セシウム 134，セシウム 137 などの多核種を感度よく同時に定量できる．試料の前処理などをほとんど必要としないので，土壌，農産物，海産物など多くの環境試料の核種測定を簡便かつ精度よく行うことが可能である．Ge 半導体検出器は，Ge 半導体に入射した放射線（γ 線）がその中で作り出す荷電粒子の運動経路に沿って生じる自由電子を利用して放射線を検出する．最大の特徴は，優れたエネルギー分解能で，多くの核種を精度よく検出できることである．本法の検出下限値は 10 Bq/kg 以下とされている．

## 3.8.5
### 照射食品（食品に対する放射線照射）

　食品を病虫害などから守り，良好な状態で保存するためには，乾燥，加熱，塩・砂糖・酢などによる処理，冷凍など，昔からいろいろな工夫がされてきた．最も新しい食品保存の技術が食品照射すなわち食品に電子線やガンマ線な

どの放射線を当てる技術である．この方法は，状態や味の変化が少ないこと，一度に大量処理できること，密封包装した後で処理できることなど，多くの利点をもっている．照射された食品が放射能を帯びることはなく，味が劣ることもない．食品照射が許可されている食品は国によって異なっているが，多くの国で野菜類，穀物，肉類，香辛料など広く行われている（**表 3.6**）．しかし，日本は今のところジャガイモの発芽防止用以外は許可されていない．照射された食品であるか否かの検査法であるが，食品に付着した鉱物を採取し，熱を加えることで放射線照射によって鉱物に蓄積されたエネルギーを放出させ，検出された量により高い精度で放射線照射されているかを判定する方法である．

**表 3.6** アメリカにおける照射食品の許可状況

| 食品 | 目的 | 最高線量 | 許可年 |
|---|---|---|---|
| 小麦，小麦製品 | 殺虫 | 0.5 kGy | 1963 |
| バレイショ | 発芽抑制 | 0.15 kGy | 1964 |
| 豚肉 | 寄生虫殺滅 | 1 kGy | 1985 |
| 乾燥酵素製剤 | 殺菌 | 10 kGy | 1986 |
| 全食品 | 殺虫，成熟遅延 | 1 kGy | 1986 |
| 香辛料 | 殺菌 | 30 kGy | 1986 |
| 食鳥肉 | 食中毒菌の制御 | 3 kGy | 1990（FDA），1992（USDA） |
| 冷蔵肉 | 食中毒菌の制御 | 4.5 kGy | 1997（FDA），2000（USDA） |
| 冷凍肉 | 食中毒菌の制御 | 7 kGy | 1997（FDA），2000（USDA） |
| 殻つき卵 | サルモネラ菌の除去 | 3 kGy | 2000 |
| 種子（もやし用） | 食中毒菌の制御 | 8 kGy | 2000 |

【出典】J. S. Smith, S. Pillai : "Irradiation and Food Safety", *Food Technology*, 58（11），53（2004）．

# Chapter 4 食品添加物

　食品添加物とは，食品の製造および加工の際に使用される原材料のうち，食品以外のものすべてが該当する．食品衛生法第4条では，「添加物とは，食品の製造の過程においてまたは食品の加工若しくは保存の目的で，食品に添加，混和，浸潤その他の方法によって使用するものをいう」と定義されている．また，食品添加物は人の健康を損なうおそれがないものとして厚生労働大臣が指定したものでなければ，原則として製造，使用，販売などができないこととなっている（第10条）．このように食品添加物に関しては，安全性を確保するために食品衛生法により使用が規制されており，使用規制を遵守して，適正に使用すれば，その安全性は十分確保される．しかし，一部の業者による不正使用や諸外国における規制の相違により違反事例が生じることもあり，簡易かつ迅速で精度の高い食品添加物分析法が必要とされている．

## 4.1 食品添加物分析の必要性

　食品にはさまざまな食品添加物が使われている．その目的は食品の品質の低下防止，品質，風味や外観，栄養価の向上並びに製造に必要とされることなどである．食品添加物は食品衛生法によって，指定されたもののみに使用が許可され，対象食品，添加量および残存量などそれらの使用基準が決められており，その範囲で含有が認められ販売することができる．しかし，これらの基準に適合しない食品は販売できず，また，違反品は行政によって市場から撤去される．その根拠となるのは分析で得られた定性・定量データであり，それらの分析値が判断基準とされる．

　食品中の食品添加物の分析は，輸入食品については輸入時に国の検疫所において，国内に流通している食品については各地方自治体によって，食品衛生法に決められた使用基準に合致しているかを監視する食品衛生行政検査として実施される．また，食品の輸出入申請の際，製品がわが国の法律に適合しているかチェックをするために業者によって自主的に行われる検査もある．

　夾雑物質の多い食品中の分析では，食品添加物を食品成分から分離，抽出し，精製する操作を行ってから各種の機器分析により定性・定量する必要がある．以下に使用基準値がある主な添加物について各用途別に分析法[1,2]を述べる．

## 4.2 保存料

　食品は家庭あるいはレストランなどで供されるものでも原料を含めて，製造から消費者の手に渡るまでには長時間を費やすことも多い．特に加工食品は流通段階で，店頭での陳列などで一定時間あるいは一定期間放置される．消費されるまでに製品の腐敗を防ぎ，細菌の増殖を抑制して食中毒の発生が起きないようにしたり，品質の劣化を防ぐため添加されるのが保存料である．保存料として次の物質が指定されている．

　安息香酸，安息香酸ナトリウム，ソルビン酸，ソルビン酸カリウム，ソルビン酸カルシウム，デヒドロ酢酸ナトリウム，ナイシン，パラオキシ安息香酸イソブチル，パラオキシ安息香酸イソプロピル，パラオキシ安息香酸エチル，パラオキシ安息香酸ブチル，パラオキシ安息香酸プロピル，プロピオン酸，プロピオン酸カルシウム，プロピオン酸ナトリウム（漂白剤を除く）．

　これらのうち同時分析が可能な，安息香酸類，ソルビン酸類，デヒドロ酢酸類，パラオキシ安息香酸エステル類について分析法を述べる．また，**表4.1**にそれらの使用基準を示す．

### 4.2.1 水蒸気蒸留法による分析

　本法は水蒸気蒸留により保存料を妨害となる食品成分から分離したのち，蒸留液を試験溶液として直接高速液体クロマトグラフィーで測定するものである．水蒸気蒸留法は水の蒸気圧と被験物質の蒸気圧の和が大気圧に達すると蒸留されることを利用し，水よりも高沸点の物質も蒸留される．酸性下で蒸留される酸性保存料に限定されるが，操作法の概略を**図4.1**に示す．

### 表 4.1　保存料の使用基準

| 物質名 | 対象食品 | 使用量 |
|---|---|---|
| 安息香酸 | キャビア | 2.5 g/kg 以下（安息香酸として） |
| 安息香酸ナトリウム | 菓子の製造に用いる果実ペーストおよび果汁（濃縮果汁を含む），マーガリン | 1.0 g/kg 以下（〃） |
| | 清涼飲料水，シロップ，しょう油 | 0.60 g/kg 以下（〃） |
| ソルビン酸 | チーズ | 3.0 g/kg 以下（ソルビン酸として） |
| ソルビン酸カリウム<br>ソルビン酸カルシウム | 魚肉ねり製品（魚肉すり身を除く），鯨肉製品，食肉製品，うに | 2.0 g/kg 以下（〃） |
| | いかくん製品<br>たこくん製品 | 1.5 g/kg 以下（〃） |
| | あん類，菓子の製造に用いる果実ペーストおよび果汁（濃縮果汁を含む），かす漬，こうじ漬，塩漬，しょう油漬およびみそ漬の漬物，キャンデッドチェリー，魚介乾製品（いかくん製品およびたこくん製品を除く），ジャム，シロップ，たくあん漬，つくだ煮，煮豆，ニョッキ，フラワーペースト類，マーガリン，みそ | 1.0 g/kg 以下（〃） |
| | ケチャップ，酢漬の漬物，スープ（ポタージュスープを除く），たれ，つゆ，干しすもも | 0.50 g/kg 以下（〃） |
| | 甘酒（3 倍以上に希釈して飲用するものに限る），はっ酵乳（乳酸菌飲料の原料に供するものに限る） | 0.3 g/kg 以下（〃） |
| | 果実酒，雑酒 | 0.20 g/kg 以下（〃） |
| | 乳酸菌飲料（殺菌したものを除く） | 0.050 g/kg 以下（〃）（ただし，乳酸菌飲料原料に供するときは 0.30 g/kg 以下（〃）） |
| デヒドロ酢酸ナトリウム | チーズ，バター，マーガリン | 0.50 g/kg 以下（デヒドロ酢酸として） |
| パラオキシ安息香酸イソブチル<br>パラオキシ安息香酸イソプロピル | しょう油 | 0.25 g/L 以下（パラオキシ安息香酸として） |
| パラオキシ安息香酸エチル | 果実ソース | 0.20 g/kg 以下（〃） |
| パラオキシ安息香酸ブチル<br>パラオキシ安息香酸プロピル | 酢 | 0.10 g/L 以下（〃） |
| | 清涼飲料水，シロップ | 0.10 g/kg 以下（〃） |
| | 果実または果菜（いずれも表皮の部分に限る） | 0.012 g/kg 以下（〃） |

【出典】日本食品衛生学会：食品衛生学雑誌，第 54 巻，第 1 号，J-168-169（2013）より抜粋．

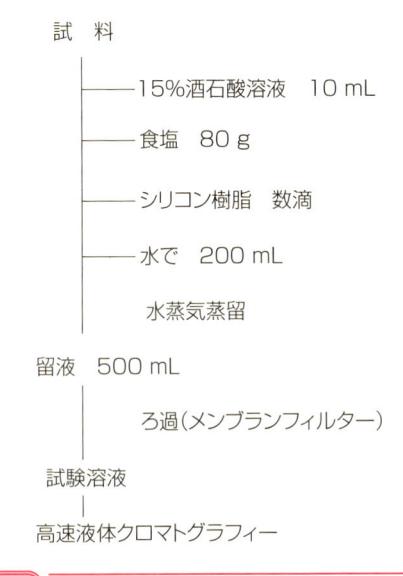

```
試　料
    ├── 15％酒石酸溶液　10 mL
    ├── 食塩　80 g
    ├── シリコン樹脂　数滴
    ├── 水で　200 mL
    │
    水蒸気蒸留

留液　500 mL
    │
    ろ過（メンブランフィルター）

試験溶液
    │
高速液体クロマトグラフィー
```

**図 4.1**　水蒸気蒸留法による保存料の分析

安息香酸，ソルビン酸，デヒドロ酢酸の分析条件

カラム：ODSカラム（5 μm, 4.6 mm i.d.×150 mm）

移動相：メタノール-アセトニトリル-5 mmol/L クエン酸緩衝液（1：2：7）

流速：1.0 mL/min

測定波長：230 nm


パラオキシ安息香酸エステル類の分析条件

カラム：ODSカラム（5 μm, 4.6 mm i.d.×150 mm）

移動相：メタノール-5 mmol/L クエン酸緩衝液（6：4）

流速：1.0 mL/min

測定波長：270 nm

# 4.3 着色料

　食品は人のエネルギー源として，また，栄養素として生命と健康を維持するために必要なものであるが，食品を摂取する，すなわち食べることは人生においては嗜好品の一つでもある．味はもちろん，さらに視覚的に楽しむことも大切なことである．着色料は食品に色付けすることで食生活を豊かにしている．わが国では天然から得られた色素以外では，12色の合成酸性タール色素が指定許可されている（**表4.2**）．これらの添加物には表示の義務が課せられており，これ以外の色素は使用できない．しかし，他の国では許可されている色素が異なることから，輸入食品ではしばしばわが国では不許可の指定外色素が検出されて問題となる．たとえばキノリンイエローという色素は，EU諸国で使用が許可されているが，わが国では許可されていないため，この色素を使用した食品はわが国では販売できない．そのため，着色料について食品衛生法にのっとって行政検査が行われる．

## 4.3.1 酸性タール色素の分析

　酸性タール色素は中性からアルカリ性にかけて，水に易溶なことから，食品中から水あるいは含水エタノールで抽出される．抽出液は，脱脂毛糸もしくはポリアミドカラムで精製後，ペーパークロマトグラフィーあるいは薄層クロマトグラフィーで検出する定性法が用いられている．近年は高速液体クロマトグラフィーによる定性ならびに定量も行われている[12]．操作法の概略を**図4.2**に示す．

## 表 4.2　着色料の使用基準

| 物質名 | 使用制限 |
|---|---|
| 食用赤色 2 号<br>食用赤色 2 号アルミニウムレーキ<br>食用赤色 3 号<br>食用赤色 3 号アルミニウムレーキ<br>食用赤色 40 号<br>食用赤色 40 号アルミニウムレーキ<br>食用赤色 102 号<br>食用赤色 104 号<br>食用赤色 105 号<br>食用赤色 106 号<br>食用黄色 4 号<br>食用黄色 4 号アルミニウムレーキ<br>食用黄色 5 号<br>食用黄色 5 号アルミニウムレーキ<br>食用緑色 3 号<br>食用緑色 3 号アルミニウムレーキ<br>食用青色 1 号<br>食用青色 1 号アルミニウムレーキ | カステラ，きなこ，魚肉漬物，鯨肉漬物，こんぶ類，しょう油，食肉，食肉漬物，スポンジケーキ，鮮魚介類（鯨肉を含む），茶，のり類，マーマレード，豆類，みそ，めん類（ワンタンを含む），野菜およびわかめ類には使用しないこと |
| 食用青色 2 号<br>食用青色 2 号アルミニウムレーキ | 着色の目的以外に使用しないこと |

【出典】日本食品衛生学会：食品衛生学雑誌，第 54 巻，第 1 号，J 162（2013）より抜粋．

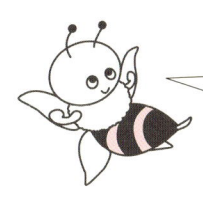

> 食品には，食品を美しくおいしく見せるためにいろいろな色素が使われているね．

> そうだね，赤色，黄色，緑色，青色がいろいろな食品に使われているね．でも，勝手に使われているんじゃなくて，安全に使われているんだって．

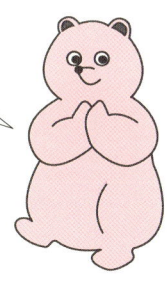

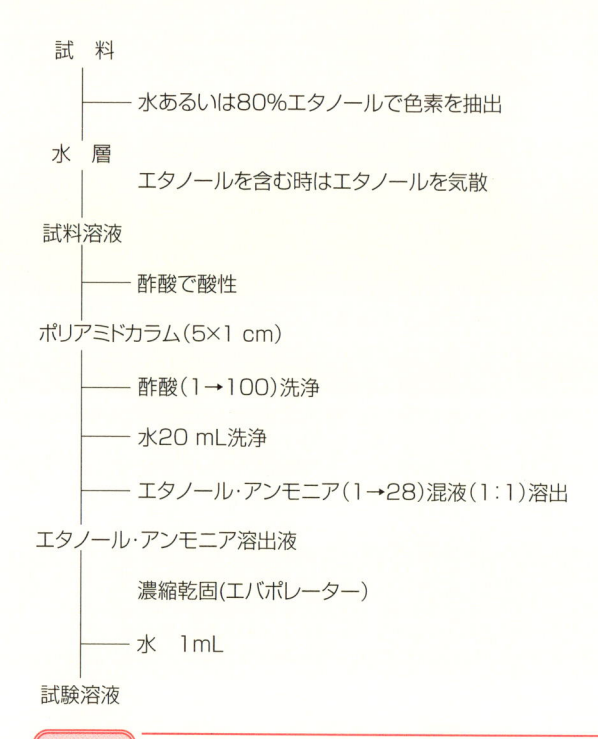

```
試　料
  ├── 水あるいは80％エタノールで色素を抽出
水　層
  │   エタノールを含む時はエタノールを気散
試料溶液
  ├── 酢酸で酸性
ポリアミドカラム(5×1 cm)
  ├── 酢酸(1→100)洗浄
  ├── 水20 mL洗浄
  ├── エタノール・アンモニア(1→28)混液(1:1)溶出
エタノール・アンモニア溶出液
  ├── 濃縮乾固(エバポレーター)
  ├── 水　1 mL
試験溶液
```

**図 4.2**　着色料（タール色素）の分析法

薄層クロマトグラフィー

| プレート | 展開溶媒 |
| --- | --- |
| セルロース | アセトン-イソアミルアルコール・水(6:5:5) |
| ODS | メタノール-アセトニトリル-5％硫酸ナトリウム(3:3:10) |
| シリカゲル | 酢酸エチル-メタノール・28％アンモニア(3:1:1) |

高速液体クロマトグラフィー

カラム：ODSカラム(5 μm, 4.6 mm i.d.×150 mm)
移動相：0.01 mol/L 酢酸アンモニウム溶液-アセトニトリル(95:5)→(1:1)/30min
流速：1.0 mL/min
測定波長：520 nm

# 4.4 漂白剤

　食品には必要に応じて亜硫酸塩や亜塩素酸塩などの漂白剤が使用されており，対象食品ごとに使用基準が定められている（**表4.3**）．漂白剤は文字通り食品の色を除き加工に利することや，褐変などの変色を防ぐとともに，風味や品質の保持の役目も果たしている．食品中の漂白剤の分析[2]は主に亜硫酸塩を対象に実施されることが多い．漂白剤の使用基準を表4.3に示す．

## 4.4.1 通気蒸留法による亜硫酸塩の分析

　原理は亜硫酸塩を酸性下で，二酸化硫黄として検出，測定する．分析法として通気蒸留装置による蒸留法で食品中の亜硫酸を気体の二酸化硫黄として捕集後，酸化して生成される硫酸をアルカリ溶液で滴定する滴定法，および二酸化硫黄を直接アルカリ溶液で捕集し，パラロザニリンで呈色させる比色法がある．このうち滴定法を**図4.3**に示す．

## 表 4.3　漂白剤の使用基準

| 物質名 | 対象食品 | 使用量 |
|---|---|---|
| 亜硫酸ナトリウム<br>次亜硫酸ナトリウム<br>二酸化硫黄<br>ピロ亜硫酸カリウム<br>ピロ亜硫酸ナトリウム | かんぴょう | 5.0 g／kg未満（二酸化硫黄としての残存量） |
| | 乾燥果実（干しぶどうを除く） | 2.0 g／kg未満（〃） |
| | 干しぶどう | 1.5 g／kg未満（〃） |
| | コンニャク粉 | 0.90 g／kg未満（〃） |
| | 乾燥じゃがいも<br>ゼラチン<br>ディジョンマスタード | 0.50 g／kg未満（〃） |
| | 果実酒, 雑酒 | 0.35 g／kg未満（〃） |
| | 糖蜜, キャンデッドチェリー | 0.30 g／kg未満（〃） |
| | 糖化用タピオカでんぷん | 0.25 g／kg未満（〃） |
| | 水あめ | 0.20 g／kg未満（〃） |
| | 天然果汁 | 0.15 g／kg未満（〃） |
| | 甘納豆, 煮豆, えびのむきみ, 冷凍生かに（むきみ） | 0.10 g／kg未満（〃） |
| | その他の食品（キャンデッドチェリーの製造に用いるさくらんぼおよびビールの製造に用いるホップ並びに果実酒の製造に用いる果汁, 酒精分 1 v/v％以上を含有する果実搾汁およびこれを濃縮したものを除く） | 0.030 g／kg未満（〃）<br>ただし, 添加物一般の使用基準の表の亜硫酸塩等の項に掲げる場合であって, かつ, 同表の第3欄に掲げる食品（コンニャクを除く）1 kg中に同表の第1欄に掲げる添加物が, 二酸化硫黄として, 0.030 g以上残存する場合は, その残存量未満 |

【出典】日本食品衛生学会：食品衛生学雑誌，第54巻，第1号，J 165–166（2013）より抜粋．

## Chapter 4　食品添加物

(a)

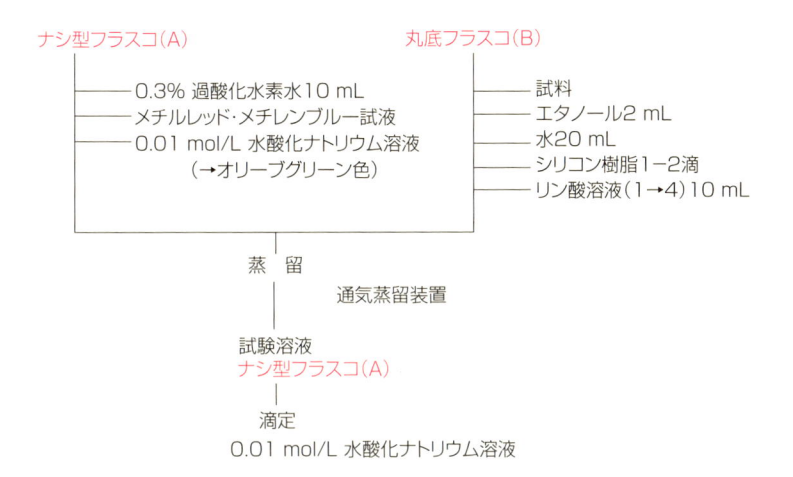

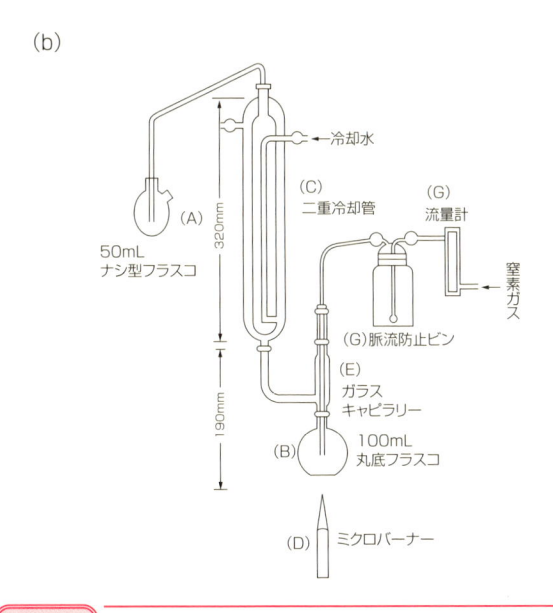

ナシ型フラスコ(A)
- 0.3% 過酸化水素水 10 mL
- メチルレッド・メチレンブルー試液
- 0.01 mol/L 水酸化ナトリウム溶液
  （→オリーブグリーン色）

丸底フラスコ(B)
- 試料
- エタノール 2 mL
- 水 20 mL
- シリコン樹脂 1-2 滴
- リン酸溶液(1→4) 10 mL

↓ 蒸 留　　通気蒸留装置

試験溶液
ナシ型フラスコ(A)
↓ 滴定
0.01 mol/L 水酸化ナトリウム溶液

(b)

- 冷却水
- (C) 二重冷却管
- (G) 流量計
- 窒素ガス
- 50 mL ナシ型フラスコ
- (A)
- 320 mm
- 190 mm
- (G) 脈流防止ビン
- (E) ガラスキャピラリー
- (B) 100 mL 丸底フラスコ
- (D) ミクロバーナー

**図 4.3**　通気蒸留法による二酸化硫黄の定量法
(a) 操作方法，(b) 通気蒸留装置
【出典】厚生労働省 監修：『食品衛生検査指針　食品添加物編』p.101，図 17-1，（社）日本食品衛生協会（2003）．

# 4.5 酸化防止剤

　油脂を多く含む食品はしばしば，保存中に空気中の酸素によって油脂が酸化され，風味の劣化，さらに酸敗した油脂により中毒症状を起こす．また，油脂に限らず食品の成分の酸化を防ぎ，品質を保つため酸化防止剤が使われる．酸化防止剤の使用基準を表 4.4 に示した．海外でも油脂あるいは油脂含有食品に多用されるジブチルヒドロキシトルエン，ブチルヒドロキシアニソールについて分析法[2]を述べる．

## 4.5.1 高速液体クロマトグラフィーによる酸化防止剤の分析

　酸化防止剤を使用した食品は油脂を多く含むものが多い．これら油脂分は高速液体クロマトグラフィーには不都合なため，取り除く必要がある．試料を混

表 4.4　酸化防止剤の使用基準

| 物質名 | 対象食品 | 使用量 |
|---|---|---|
| ジブチルヒドロキシトルエン（BHT） | 魚介冷凍品（生食用冷凍鮮魚介類および生食用冷凍かきを除く），鯨冷凍品（生食用冷凍鯨肉を除く） | 1 g／kg以下（浸漬液に対し，ブチルヒドロキシアニソールと併用の場合はその合計量） |
| ブチルヒドロキシアニソール（BHA） | 魚介冷凍品（生食用冷凍鮮魚介類および生食用冷凍かきを除く），鯨冷凍品（生食用冷凍鯨肉を除く） | 1 g／kg以下（浸漬液に対し，ジブチルヒドロキシトルエンと併用の場合はその合計量） |
| | 油脂，バター，魚介乾製品，魚介塩蔵品，乾燥裏ごしいも | 0.2 g／kg以下（ジブチルヒドロキシトルエンと併用の場合はその合計量） |

【出典】日本食品衛生学会：食品衛生学雑誌，第 54 巻，第 1 号，J-160（2013）より抜粋．

合溶媒で混和し酸化防止剤を抽出するとともに，冷却することで油脂を固化させて抽出液と分離する．油脂を除いた抽出液を試験溶液として高速液体クロマトグラフィーによって分析する．分析操作の概略を図 4.4 に示す．

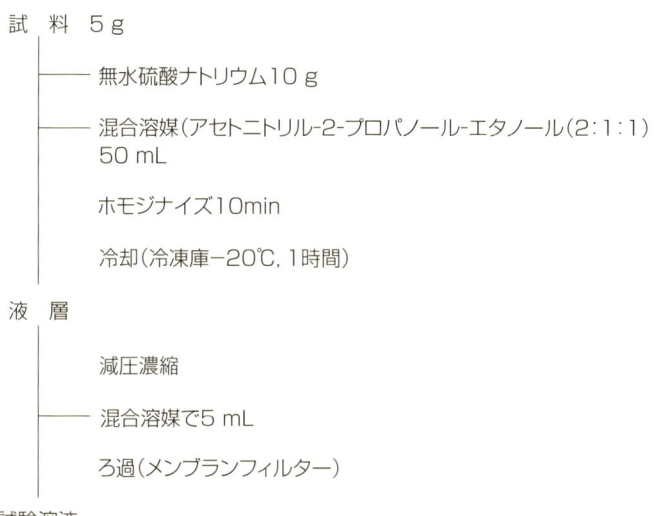

```
試　料　5 g
    ├── 無水硫酸ナトリウム10 g
    ├── 混合溶媒(アセトニトリル-2-プロパノール-エタノール(2:1:1)
    │   50 mL
    ├── ホモジナイズ10min
    ├── 冷却(冷凍庫−20℃, 1時間)
液　層
    ├── 減圧濃縮
    ├── 混合溶媒で5 mL
    ├── ろ過(メンブランフィルター)
試験溶液
高速液体クロマトグラフィー
```

**図 4.4** 酸化防止剤 BHT および BHA の分析法

カラム：ODS カラム
移動相：アセトニトリル–メタノール（1:1）混液–5% 酢酸溶液（7:3）
流速：1.0 mL/min
測定波長：280 nm

# 4.6 甘味料

　古代の昔から人はエネルギーを求め自然の中で甘い植物を好んだ．甘味それはまた安全への指標でもあった．現在，摂取エネルギー過多の中，むしろ甘味である砂糖の取り過ぎは健康を損なうことにもなりうるが，人にとって甘さを求めることは本能であり，おいしく魅力的である．カロリーを摂取せずおいしく食べるには，甘味料を使用する必要がある．現在わが国で許可され使用基準のある甘味料は，アセスルファムカリウム，グリチルリチン酸二ナトリウム，サッカリン，サッカリンナトリウム，スクラロースである．表4.5にそれらの使用基準を示す．このうち使用範囲の広いサッカリン，アセスルファムカリウムの同時分析法[2]について述べる．

## 4.6.1 高速液体クロマトグラフィーによるサッカリン，アセスルファムカリウムの同時分析

　試料をセルロース透析膜を用いて透析し，得られた透析外液中にこれら甘味料を分離した後，C 18 カートリッジおよび SAX カートリッジで精製して得た試験溶液を高速液体クロマトグラフィーで測定するものである．分析法を図4.5に示す．

## 表 4.5　甘味料の使用基準

| 物質名 | 対象食品 | 使用量 |
|---|---|---|
| サッカリン | チューインガム | 0.050 g／kg以下（サッカリンとして） |
| サッカリンナトリウム | こうじ漬，酢漬，たくあん漬 | 2.0 g／kg未満（サッカリンナトリウムとしての残存量） |
| | 粉末清涼飲料 | 1.5 g／kg未満（〃） |
| | かす漬，みそ漬，しょう油漬の漬物，魚介加工品（魚肉ねり製品，つくだ煮，漬物，缶詰または瓶詰食品を除く） | 1.2 g／kg未満（〃） |
| | 海藻加工品，しょう油，つくだ煮，煮豆 | 0.50 g／kg未満（〃） |
| | 魚肉ねり製品，酢，清涼飲料水，シロップ，ソース，乳飲料，乳酸菌飲料，氷菓 | 0.30 g／kg未満（5倍以上に希釈して用いる清涼飲料水および乳酸菌飲料の原料に供する乳酸菌飲料またははっ酵乳にあっては 1.5 g／kg未満，3倍以上に希釈して用いる酢にあっては 0.90 g／kg未満（〃） |
| | アイスクリーム類，あん類，ジャム，漬物（かす漬，こうじ漬，しょう油漬，酢漬，たくあん漬，みそ漬を除く），はっ酵乳（乳酸菌飲料の原料に供するはっ酵乳を除く），フラワーペースト類，みそ | 0.20 g／kg未満（〃） |
| | 菓子 | 0.10 g／kg未満（〃） |
| | 上記食品以外の食品および魚介加工品の缶詰または瓶詰 | 0.20 g／kg未満（〃） |
| | 特別用途食品の許可を受けたもの | 許可量 |
| アセスルファムカリウム | あん類 菓子，生菓子 | 2.5 g／kg以下 |
| | チューインガム | 5.0 g／kg以下 |
| | アイスクリーム類 ジャム類 たれ 漬け物 氷菓 フラワーペースト | 1.0 g／kg以下 |
| | 果実酒 雑酒 清涼飲料水 乳飲料 乳酸菌飲料 はっ酵乳（希釈して飲用に供する飲料水にあっては，希釈後の飲料水） | 0.50 g／kg以下 |
| | 砂糖代替食品（コーヒー，紅茶等に直接加え，砂糖に代替する食品として用いられるもの） | 15 g／kg以下 |
| | その他の食品 | 0.35 g／kg以下 |
| | 特別用途食品の許可を受けたもの | 許可量 |
| | 栄養機能食品（錠剤） | 6.0 g／kg |

【出典】日本食品衛生学会：食品衛生学雑誌，第 54 巻，第 1 号，J-155-156（2013）より抜粋．

```
試　料
   ├── 透析補助液(0.1 mol/L塩酸)20 mLで透析膜内に充填
   ├── 透析外液を水で200 mL
   │
   │   透析(室温, 16-24時間)
透析外液
   │
   │   ろ過(メンブランフィルター)
試験溶液
   │
   高速液体クロマトグラフィー
```

**図 4.5**　サッカリンとアセスルファムカリウムの同時分析法

カラム：シリカゲル $NH_2$（5 μm, 4.6 mm i.d.×150 mm）
移動相：アセトニトリル-1% リン酸溶液（6：4）
流速：1.0 mL/min
測定波長：230 nm

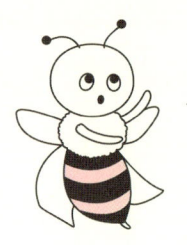

甘味料って知ってる？

知ってるよ．お砂糖より甘いものだよね．いろいろな食品に使われているんだね．

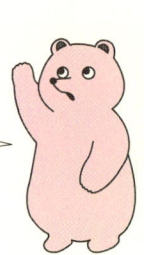

## 4.7 発色剤

　食品の色は食生活を営むうえで重要な要素である．新鮮な色や安定な色を保持することは大切であるが，鮮度低下を紛らわすものであってはならない．発色剤として使われる亜硝酸ナトリウム，硝酸ナトリウムおよび硝酸カリウムは主に食肉製品に使われ，色素の保持とその殺菌力で保存性を高めている．**表4.6**に使用基準を示す．

　発色剤の分析は，表にあるようにいずれも亜硝酸根として規制されることから，亜硝酸根の分析を行う[2]．

### 4.7.1 ジアゾ化による吸光光度法分析

　分析法は，食品から亜硝酸塩を温湯で抽出後，除タンパクおよび色素を除いた後，スルファニルアミドを亜硝酸でジアゾ化し，さらに$N$-1-ナフチルエチレンジアミンと反応させて生成するアゾ色素の吸光度を測定し，定量を行うも

表4.6　発色剤の使用基準

| 物質名 | 対象食品 | 使用量 |
|---|---|---|
| 亜硝酸ナトリウム | 食肉製品，鯨肉ベーコン | 0.070 g／kg以下（亜硝酸根としての残存量） |
|  | 魚肉ソーセージ，魚肉ハム | 0.050 g／kg未満（〃） |
|  | いくら，すじこ，たらこ | 0.0050 g／kg未満（〃） |
| 硝酸カリウム<br>硝酸ナトリウム | 食肉製品，鯨肉ベーコン | 0.070 g／kg未満（亜硝酸根としての残存量） |

【出典】日本食品衛生学会：食品衛生学雑誌，第54巻，第1号，J–165（2013）より抜粋．

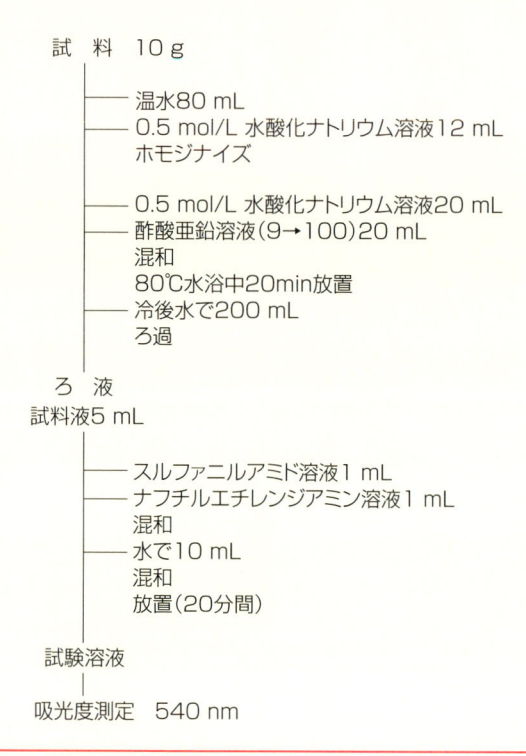

```
試 料  10 g
   ├── 温水 80 mL
   ├── 0.5 mol/L 水酸化ナトリウム溶液 12 mL
   │   ホモジナイズ
   │
   ├── 0.5 mol/L 水酸化ナトリウム溶液 20 mL
   ├── 酢酸亜鉛溶液(9→100) 20 mL
   │   混和
   │   80℃水浴中 20 min 放置
   ├── 冷後水で 200 mL
   │   ろ過
   │
ろ 液
試料液 5 mL
   ├── スルファニルアミド溶液 1 mL
   ├── ナフチルエチレンジアミン溶液 1 mL
   │   混和
   ├── 水で 10 mL
   │   混和
   │   放置(20分間)
試験溶液

吸光度測定  540 nm
```

**図 4.6** 亜硝酸（発色剤）の分析法

のである．分析法を **図 4.6** に示す．

―――――――――― 参考文献 ――――――――――

1）日本薬学会 編：『衛生試験法・注解 2010』金原出版（2010）．
2）厚生労働省 監修：『食品衛生検査指針 食品添加物編』(社) 日本食品衛生協会（2003）．

# おわりに

　食品と医薬品の違いは，クスリは医師が患者を診察して処方されるのに対し，食品は利用者の意志で選択することができる．それだけに食品が具備すべき基本的条件は，その安全性が確保され，保証されているかである．消費者が食品を評価するには科学的知見に基づいた客観的な情報提供が重要であり，食品分析の果たす役割は大きい．

　我々の身の回りの物質や現象について，その成因，実態や影響をより的確に知るための方法を編み出す科学として「レギュラトリーサイエンス」が注目されている．その成果を使ってそれぞれの有効性（メリット）と安全性（デメリット）を予測・評価するには計測化学が必要である．まさに食品分析はこのレギュラトリーサイエンスを担う．関連する食品衛生関連の法的基準や規則は，日々変わる．食品分析もそれに対応して新たな手法の開発が要求され，食品を評価するに不可欠な分析技術は，日進月歩で発展し続けている．

　私達の血液，尿などを分析すると，有機フッ素系化合物やフタル酸エステル類などは高い頻度で検出される．恒常的に暴露されていると予想される化学物質の汚染源を解明することは，リスク評価を実施するうえでも重要である．汚染源の一つとして食品の寄与を，精度の高い食品分析法を構築して究明することが今後も要求される．このように「食の安全・安心確保」に果たす「食品分析」の役割は大きい．分析化学者による科学的なアプローチに基づく信頼性あるデータの構築と得られたデータの解析，公表などに加えて，担当者個人の的確な判断力と行動力が必要である．

# 参考書

■Chapter 1

[1] 日本薬学会 編：『衛生試験法・注解 2010』金原出版（2010）．
[2] 日本分析化学会 編：『改訂六版　分析化学便覧』丸善（2013）．
[3] 菅原龍幸，前川昭男 監修：『新食品分析ハンドブック』建帛社（2000）．
[4] 日本分析化学会 編：『試料分析講座　食品分析』丸善（2011）．
[5] 安井明美，五十君静信，後藤哲久，丹野憲二 編：『最新版　食品分析妥当性確認ハンドブック』サイエンスフォーラム（2010）．
[6] 前原由紀江：食品衛生学雑誌，**53**, J-331-J-334（2012）．

■Chapter 3

[1] 厚生労働省 監修：『食品衛生検査指針（残留農薬編）』（社）日本食品衛生協会（2003）．
[2] 厚生労働省 監修：『食品衛生検査指針（動物用医薬品・食品添加物編）』（社）日本食品衛生協会（2003）．
[3] 厚生労働省 監修：『食品衛生検査指針（理化学編）』（社）日本食品衛生協会（2005）．
[4] 日本薬学会 編：『衛生試験法・注解 2010』金原出版（2010）．
[5] 菅原龍幸，前川昭男 監修：『新食品分析ハンドブック』建帛社（2000）．
[6] 日本分析化学会 編：『試料分析講座　食品分析』丸善（2011）．
[7] 小林裕子，中村幸二 編：『有機化学物質の機器分析法』ソフトサイエンス社（2008）．
[8] 米谷民雄 編：『食品中の化学物質と安全性』（社）日本食品衛生協会（2009）．
[9] （独）食品総合研究所 編：『食品大百科事典』朝倉書店（2001）．
[10] 小澤俊彦，安西和紀，松本謙一郎：『放射線の科学』東京化学同人（2012）．
[11] 上路雅子，永山敏廣：『食品安全セミナー 3　残留農薬』中央法規（2002）．
[12] 城戸靖雅，中澤裕之，堀江正一：『食品安全セミナー 4　動物用医薬品・飼料添加物』中央法規（2002）．
[13] 宇田川俊一，田端節子，中里光男：『食品安全セミナー 5　マイコトキシン』中央法規（2002）．
[14] 阿久津和彦，桑原克義，堀伸二郎，渡邊　功：『食品安全セミナー 6　ダイオキシン類』中央法規（2002）．
[15] 河村葉子，馬場二夫：『食品安全セミナー 7　器具・容器包装』中央法規（2002）．
[16] 堀江正一，中澤裕之：分析化学，**45**, 279-308（1996）．
[17] 安田一郎：食品衛生学雑誌，**51**, 402-407（2010）．
[18] Horwitz, W., ed.: *Official Methods of Analysis of AOAC International-18 th*, Association of Official Analytical Chemists（2005）．

# 索　引

## 【欧文】

BHC ……………………………… 55, 61
Codex 委員会 …………………………… 9
DDT ……………………………… 55, 61
ELISA ………………………… 73, 79, 86
HPLC ………………………………… 32
IARC ………………………………… 84
ICP 質量分析法 ……………………… 38
LC/MS ……………………………… 68
NaI（Tl）シンチレーションサーベイメータ …………………………………… 102
NaI（Tl）シンチレーションスペクトロメータ ……………………………… 102
$N$-ニトロソフェンフラミン ………… 88
$N$-メチルカーバメート系農薬 ……… 62
PCB …………………………………… 48
PCDD ………………………………… 51
PCDF ………………………………… 51
PCR 法 ………………………………… 86

## 【あ】

アクリルアミド ……………………… 82
アジピン酸エステル ………………… 92
亜硝酸根 ……………………………… 121
亜硝酸ナトリウム …………………… 121
アスコルビン酸 …………………… 31, 32
アセスルファムカリウム …………… 118
アフラトキシン ………………… 9, 76, 77
アミノ酸組成 ………………………… 19
亜硫酸塩 ……………………………… 113
アルキルフェノール ………………… 94
アルセノベタイン …………………… 48
アレルギー様症状 …………………… 81
アンスロン-硫酸法 …………………… 26
安息香酸 ……………………………… 107
安定同位体 …………………………… 52

イオン化促進 ………………………… 69
イオン化抑制 ………………………… 69
イソフラボン類 ……………………… 88
イタイイタイ病 ……………………… 46
一斉試験法 ………………………… 60, 67
遺伝子組換え食品 …………………… 87
イムノアフィニティーカラム …… 78, 79
ウェスタンブロット法 ……………… 86
栄養機能食品 ………………………… 87
炎光光度検出器（FPD） …………… 62
オカダ酸 ……………………………… 72
オクチルフェノール ………………… 94
オクラトキシン ……………………… 76

## 【か】

外部被曝 ……………………………… 98
外部被曝量 …………………………… 99
化審法 ………………………………… 53
ガスクロマトグラフ／質量分析法 … 58
ガスクロマトグラフ法 ……………… 58
可塑剤 ………………………………… 92
カダベリン …………………………… 82
カドミウム …………………………… 45
カネミ油症 …………………………… 49
カビ毒 ………………………………… 76
枯れ葉剤 ……………………………… 50
環境汚染物質 ………………………… 42
乾式灰化法 …………………………… 38
甘味料 ………………………………… 118
寄生虫用剤 …………………………… 64
キノロン系抗菌剤 …………………… 66
吸光光度法 ………………………… 38, 39
吸光光度法分析 ……………………… 121
クサウラベニタケ …………………… 74
クロロホルム　メタノール混液抽出法 … 25
蛍光検出-HPLC ……………………… 78
蛍光検出器 …………………………… 66

125

| | |
|---|---|
| 係数法 | 49 |
| ゲニスチン | 89 |
| ゲニステイン | 89 |
| ケミカルハザード | 53 |
| 下痢性貝毒 | 72 |
| ゲルマニウム半導体検出器 | 103 |
| 原子吸光光度法 | 38 |
| 玄米 | 46 |
| 抗菌作用 | 65 |
| 抗菌性物質 | 64 |
| 甲状腺ホルモン | 97 |
| 合成抗菌剤 | 64 |
| 抗生物質 | 64 |
| 高速液体クロマトグラフィー | 31, 37, 107, 110, 116, 117, 118 |
| 高速液体クロマトグラフィー質量分析法 | 58 |
| 酵素-重量法 | 28 |
| 高分解能質量分析計（HRMS） | 51 |
| 高分離能ガスクロマトグラフ（HRGC） | 51 |
| 告示試験法 | 12 |
| 骨軟化症 | 46 |
| 個別試験法 | 61 |
| コンサインメント | 10 |

## 【さ】

| | |
|---|---|
| 材質試験 | 91 |
| サキシトキシン | 72 |
| サッカリン | 118 |
| サロゲート物質 | 52 |
| 酸化防止剤 | 116, 117 |
| 酸性タール色素 | 110 |
| 暫定規制値 | 101 |
| サンプリング | 4 |
| サンプリング法 | 77 |
| 酸分解法 | 23, 24 |
| ジアゾ化 | 121 |
| シーベルト（Sv） | 96 |
| 脂質 | 21, 22, 23, 24, 25 |
| 湿式灰化法 | 38 |
| ジノフィシストキシン | 72 |

| | |
|---|---|
| ジブチルヒドロキシトルエン | 116 |
| ジャガイモ | 75 |
| 使用基準 | 107, 108, 111, 113, 114, 116, 118, 119, 121 |
| 硝酸カリウム | 121 |
| 硝酸ナトリウム | 121 |
| 照射食品 | 103 |
| 食品照射 | 104 |
| 食品添加物 | 106 |
| 植物性自然毒 | 73 |
| 食物アレルギー | 85 |
| 食物繊維 | 28, 29, 30 |
| 食物連鎖 | 42 |
| 試料採取 | 4 |
| 真度（回収率） | 13, 14 |
| 水蒸気蒸留法 | 107, 109 |
| 水溶性食物繊維 | 29 |
| スチレンダイマー | 93 |
| スチレントリマー | 93 |
| スペルミジン | 82 |
| スリーマイル島原子力発電所事故 | 100 |
| 精度 | 13, 14 |
| 選択性 | 13, 14 |
| 全窒素定量法 | 18 |
| 全糖量 | 26, 27 |
| 総水銀 | 44, 45 |
| 総窒素定量法 | 20 |
| 粗脂肪 | 21 |
| ソックスレー抽出法 | 21 |
| ソラニン | 74, 75 |
| ソルビン酸 | 107 |

## 【た】

| | |
|---|---|
| 第1種特定化学物質 | 53 |
| ダイオキシン | 50 |
| 胎児性水俣病 | 44 |
| ダイジン | 89 |
| ダイゼイン | 89 |
| 多環芳香族炭化水素 | 83 |
| 妥当性評価ガイドライン | 11, 15 |

索　引

| | |
|---|---|
| 炭水化物 | 26 |
| タンパク質量 | 18, 19 |
| チアミン | 31, 32 |
| チェルノブイリ原子力発電所事故 | 100 |
| 窒素-タンパク質換算係数 | 18, 19 |
| 着色料 | 110, 112 |
| チャコニン | 75 |
| チラミン | 82 |
| 通気蒸留法 | 113, 115 |
| 通知試験法 | 12 |
| ツキヨタケ | 74 |
| 定量限界 | 13, 14 |
| デオキシニバレノール | 76 |
| 滴定法 | 113 |
| テトラサイクリン系抗生物質 | 68 |
| テトロドトキシン | 70 |
| デヒドロ酢酸ナトリウム | 107 |
| 電気化学検出器 | 66 |
| 糖質 | 26 |
| 透析 | 118 |
| 動物性自然毒 | 70 |
| 特定原材料 | 85 |
| 特定保健用食品 | 87 |
| トコフェロール | 31, 32 |

【な】

| | |
|---|---|
| ナイアシン | 31, 37 |
| 内部被曝 | 98 |
| 内部被曝量 | 99 |
| ニコチン酸 | 31, 37 |
| ニコチン酸アミド | 31, 37 |
| 二酸化硫黄 | 113, 115 |
| ネガティブリスト制度 | 57 |
| 農薬 | 55 |
| ノニルフェノール | 94 |

【は】

| | |
|---|---|
| 薄層クロマトグラフィー | 110 |
| 発芽防止 | 104 |
| 発色剤 | 121, 122 |
| パツリン | 76, 79 |
| バナドモリブデン酸 | 39, 40 |
| パラオキシ安息香酸エステル類 | 107 |
| パラロザニリン | 113 |
| ピークパターン法 | 49 |
| ヒジキ | 47 |
| ヒスタミン | 81 |
| ビスフェノールA | 90 |
| 微生物学的試験法 | 65 |
| ヒ素 | 47 |
| ビタミン | 31 |
| ビタミンA | 31, 33 |
| ビタミン$B_1$ | 31, 32, 34 |
| ビタミンC | 31, 32, 35 |
| ビタミンE | 31, 32, 36 |
| 標準添加法 | 69 |
| 漂白剤 | 113 |
| フェンフルラミン | 88 |
| 不揮発性アミン | 81 |
| 不揮発性腐敗アミン | 82 |
| 福島第一原子力発電所事故 | 95 |
| フタル酸エステル | 91 |
| ブチルヒドロキシアニソール | 116 |
| フモニシン | 76, 80 |
| 不溶性食物繊維 | 29, 30 |
| プラスチック | 90 |
| プロスキー変法 | 28 |
| 分析法の妥当性 | 11 |
| 併行精度 | 13 |
| ペーパークロマトグラフィー | 110 |
| ベクレル（Bp） | 96 |
| ベンゾ(a)ピレン | 83 |
| 放射性セシウム | 97 |
| 放射性セシウムの基準 | 101 |
| 放射性物質 | 95, 96 |
| 放射性ヨウ素 | 97 |
| 放射線 | 96 |
| 放射能 | 96 |
| 保健機能食品 | 87 |
| ポジティブリスト制度 | 11, 57 |

保存料 …………………………… *107*
ポリアミドカラム ……………… *110*
ポリ塩化ジベンゾ-*p*-ジオキシン …… *51*
ポリ塩化ジベンゾフラン ………… *51*
ポリ塩化ビフェニル ……………… *48*
ホルモン剤 ………………………… *64*

## 【ま】

マイコトキシン …………………… *76*
マウス試験法 ……………………… *71*
マウスユニット …………………… *71*
マクロ改良ケルダール法 ………… *18*
麻痺性貝毒 ………………………… *72*
水俣病 ……………………………… *43*
無機質 ……………………………… *38*
メチル水銀 …………………… *43, 45*
モニタリング検査 ………………… *5*
モリブデン酸法 …………………… *39*

## 【や】

有機塩素系農薬 …………………… *61*
有機スズ化合物 …………………… *53*
有機ヒ素化合物 …………………… *48*
有機リン系農薬 …………………… *62*
輸入食品 …………………………… *5*
溶出試験 …………………………… *91*

## 【ら】

リン …………………………… *39, 40*
レチノール ………………………… *31*

*Memorandum*

*Memorandum*

*Memorandum*

[著者紹介]

中澤　裕之（なかざわ　ひろゆき）
1977年　東京大学大学院薬学部研究科博士課程修了
現　在　星薬科大学薬学部薬品分析化学教室　教授・薬学博士
専　門　薬品分析化学
主　著　『食品に残留する動物用医薬品の新知識―残留抗生物質・ホルモン剤など』食品化学新聞社（1998）
　　　　『内分泌かく乱化学物質と食品容器』幸書房（1999）
　　　　日本化学会編集：『暮らしと環境科学』東京化学同人（2003）

堀江　正一（ほりえ　まさかず）
1978年　東京理科大学大学院理学研究科修士課程修了
現　在　大妻女子大学家政学部食物学科（食安全学研究室）　教授・薬学博士
専　門　食安全学
主　著　『食品安全性セミナー4　動物用医薬品・飼料添加物』中央法規（2001）
　　　　『有機化学物質の機器分析法―農薬と化学物質』ソフトサイエンス社（2008）
　　　　『図解　食品衛生学』講談社（2010）

井部　明広（いべ　あきひろ）
1974年　東京薬科大学薬学部衛生薬学科卒業
現　在　実践女子大学生活科学部食生活科学科　教授・薬学博士
専　門　衛生化学，食品衛生学
主　著　厚生労働省監修：『食品衛生検査指針』日本食品衛生協会（2003）
　　　　『食中毒予防必携　第2版』日本食品衛生協会（2007）
　　　　食品衛生学会編集：『食品安全の事典』朝倉書店（2009）
　　　　『図解　食品衛生学実験　第3版』講談社（2012）

分析化学実技シリーズ
応用分析編 5
**食品分析**

*Experts Series for Analytical Chemistry*
*Application Analysis : Vol.5*
*Food Analysis*

2013 年 5 月 10 日 初版 1 刷発行

検印廃止
NDC 498.53, 433
ISBN 978-4-320-04393-0

編　集　（公社）日本分析化学会　©2013
発行者　南條光章
発行所　**共立出版株式会社**
　　　　〒112-8700
　　　　東京都文京区小日向 4 丁目 6 番地 19 号
　　　　電話（03）3947-2511番（代表）
　　　　振替口座 00110-2-57035
　　　　URL http://www.kyoritsu-pub.co.jp/

印　刷　藤原印刷
製　本

一般社団法人
自然科学書協会
会員

Printed in Japan

---

|JCOPY| <（社）出版者著作権管理機構委託出版物>
本書の無断複写は著作権法上での例外を除き禁じられています．複写される場合は，そのつど事前に，（社）出版者著作権管理機構（電話 03-3513-6969，FAX 03-3513-6979，e-mail: info@jcopy.or.jp）の許諾を得てください．

食の安全・安心と健康に関わるセンシング調査研究委員会 ［編］

# 食の安全・安心とセンシング

## 放射能問題から植物工場まで

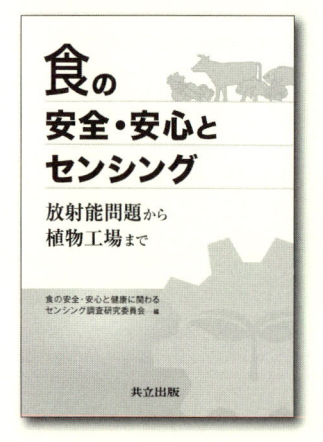

**A5判・208頁・定価2,940円（税込）**

本書は、農畜水産物の生産・加工・流通・販売までの「食」に関する一連の過程に関わるセンシング技術についてまとめている。この分野における省力・効率化やリスク回避にはセンシング技術は必須である。生産から販売までを一つの食システムとして捉えているため、対象の裾野が広くなりセンシング技術に関連しない課題についても広く「食」として取り扱っている。センサとコンピュータ技術を連携させることで食の安全安心を維持するセンシング技術が構築できる。本著の目的は、読者が「食」に関し興味を抱き、社会問題となっている食料自給率向上や安全・安心で健康な食生活を送るシステム開発に携わっていただくことである。

**共立出版**
http://www.kyoritsu-pub.co.jp/

### 第1章 食の安全安心の課題と管理システム
食の安全・安心性に関する問題点／検討分野／美味しさ／食の事故と関連法律／まとめ／コラム（食品表示／徳川御三家 水戸家の食卓）／参考文献

### 第2章 生産工程の現状とセンシング技術
生産工程における問題事例と現状／安全・安心な食品生産のためのセンシング／植物工場とアグリセンシング／生産工程におけるセキュリティとセンシング／まとめ／参考文献

### 第3章 加工工程におけるセンシング
混入物に対するセンシング／加工食品に関するセンサと分析機器／食品中の成分とそのセンシング／発酵食品とセンシング／新しい技術を用いたセンシングの現状／まとめ／コラム（疑心暗鬼とアレルギー／縄文式原子炉／口蹄疫と家畜感染症）／参考文献

### 第4章 流通におけるセンシング
流通における情報の活用／JANコード／QRコード／RFID／品質トレースセンサ／トレーサビリティシステム／まとめ／参考文献

### 第5章 消費における食の安全
食品のトレーサビリティ／トレーサビリティと食の安全／脳科学からみた食の安全・安心／まとめ／参考文献

### 第6章 健康な生活のためのセンシング
食品の保存、管理に関するセンシング／調理におけるセンシング／食事状況のセンシング、食事の介助におけるセンシング／食事の結果としての健康の維持のためのセンシング／まとめ／コラム（東日本大震災と食の安全・安心）／参考文献

### 第7章 食と放射線
放射能・放射線とは／食品の放射能汚染／各種放射線センサによる放射性同位元素からの放射線のモニタリング／放射線による食品の殺菌・殺虫・発芽防止／放射線の人体への影響／まとめ／コラム（貴方自身も微量ではあるが身体から放射線を出している）／参考文献

### 第8章 まとめ

（価格は変更される場合がございます）